Vorwort

Depressive Erkrankungen zählen in der allgemeinärztlichen und nervenärztlichen Praxis zu den häufigsten psychischen Erkrankungen. Die möglichst genaue nosologische Diagnose stellt dabei ein wesentliches Entscheidungskriterium für eine nachfolgende medikamentöse antidepressive Behandlung dar. Es sei allerdings darauf hingewiesen, daß das bisher gewohnte nosologische Konzept (endogene, psychogene oder somatogene Depression) in der ICD-10 nicht mehr beibehalten wurde. Zumindest bei einer schweren depressiven Episode bilden Antidepressiva das Kernstück des Gesamttherapieplanes. Die Wahl des geeigneten Antidepressivums richtet sich hauptsächlich nach der phänomenologischen Diagnose (Erscheinungsbild der Depression, zu beeinflussende Zielsymptome), aber auch nach dem Nebenwirkungsspektrum. Da jedoch Suizidalität und Depression eng miteinander verbunden sind, muß dieser Aspekt ebenfalls bei der Präparateauswahl mitberücksichtigt werden. Besonders erfolgreich lassen sich Depressionen dann behandeln, wenn eine erforderliche medikamentöse Therapie von kompetenter ärztlicher Beratung und psychotherapeutischen Gesprächen begleitet wird.

Aufgrund neuer Ergebnisse der klinischen und pharmakologischen Forschung sowie mit der Einführung neuer Antidepressiva mußten einige Kapitel dieses Taschenbuches aktuell überarbeitet und ergänzt werden. Hierbei erfahren die selektiven Serotonin-Wiederaufnahmehemmer als Antidepressiva der dritten Generation eine ausführliche Berücksichtigung. Auch die neuen Antidepressiva Venlafaxin, Mirtazapin, Nefazodon und Reboxetin werden gründlich besprochen.

Dieses Kompendium, das keinesfalls die Lektüre von Lehrbüchern ersetzen und keinen Anspruch auf Vollständigkeit erheben kann, beabsichtigt, in didaktisch geschickter und knapp formulierter Weise schwerpunktmäßig Basisleitlinien zum differenzierten Umgang mit Antidepressiva aufzuzeigen.

Da aber erst die detaillierte Kenntnis der neurobiochemischen Wirkungsweise diverser Antidepressiva die Voraussetzung für einen fachgerechten therapeutischen Umgang mit antidepressiven Substanzen schaffen kann, wird diese Thematik relativ ausführlich dargestellt. Zudem zeigt die ärztliche Erfahrung, daß häufiger das gewünschte Therapieziel nicht mit dem angewandten Antidepressivum erreicht wird. Aus diesem Grunde wird in einem eigenen Kapitel das Problem der Therapieresistenz unter Antidepressiva-Behandlung näher beleuchtet. Schließlich sollen diese präzisen Ausführungen dazu beitragen, den Arzt in seinem Bemühen bei der Behandlung depressiv kranker Patienten in pharmakologischer Hinsicht zu unterstützen.

Dortmund, im Februar 2001

H. Reinbold

Vorwort 3
Inhalt 4
Einleitung 5
Symptomatik depressiver Episoden nach ICD-10 6
Diagnostik depressiver Störungen nach ICD-10 7
Klinisch-pharmakologisches Wirkungsspektrum
der Antidepressiva 8
Indikationsbereiche der Antidepressiva 8
Einteilung der Antidepressiva 10
Trizyklische Antidepressiva
Tetrazyklische Antidepressiva
Neozyklische Antidepressiva
Selektive Serotonin-Wiederaufnahmehemmer (SSRI)
Selektive Noradrenalin-Wiederaufnahmehemmer (NARI)
Selektive Serotonin-Noradrenalin-Wiederaufnahmehemmer (SNRI)
Noradrenerge und spezifisch serotonerge Antidepressiva (NaSSA)
Dual-serotonerge Antidepressiva (DSA)
Pflanzliche Antidepressiva
Monoaminoxidase (MAO)-Hemmer
Biochemische Wirkungsweise der Antidepressiva 11
Synthese, Freisetzung und Inaktivierung von Noradrenalin
Synthese, Freisetzung und Inaktivierung von Serotonin
Unterschiedliche Effekte bei akuter bzw. längerdauernder Gabe
von Antidepressiva
Blockade von Neurotransmitterrezeptoren durch Antidepressiva
Wirkungsweise der Antidepressiva (TCA, SSRI, SNRI, NaSSA, DSA,
NARI, Johanniskraut-Extrakt)
Überlegungen zu einer sinnvollen Auswahl
eines Antidepressivums 33
Leitlinien für den therapeutischen Umgang mit
Antidepressiva 45
Aufklärung des Patienten 45
Allgemeine Behandlungs- und Dosierungsrichtlinien 47
Individuelle Anpassung der Dosierung
Häufigkeit der Medikamentengabe
Eintritt der Wirkung
Behandlungsdauer
Regelmäßige Routineuntersuchungen
Beachtung von Arzneimittelwechselwirkungen
Vorgehen bei unzureichendem therapeutischen Effekt
und Therapieresistenz 56
Erhöhung der Dosis
Durchführung einer Infusionstherapie
Wechsel des Antidepressivums (sequentielle Folgetherapie)
Einsatz von Monoaminoxidasehemmern
Zugabe eines Neuroleptikums
Kombination mit Lithium
Zusätzliche Gabe von Schilddrüsenhormonen
Kombination mit Buspiron
Partieller Schlafentzug
Elektrokrampftherapie
Stufenschema zur Behandlung therapieresistenter Depressionen
Pharmakoökonomische Aspekte 63
Literatur 64

Einleitung

Die Lebenszeitprävalenz für unipolare Depression liegt in Deutschland für Männer bei 4,4% und für Frauen sogar bei 13,5%. Der Anteil depressiver Erkrankungen an der Gesamtbevölkerung ist bei 6% als leicht, bei 7% als mittelschwer und bei 4% als schwer einzustufen. So ist es nicht verwunderlich, daß depressive Erkrankungen in der allgemeinärztlichen und nervenärztlichen Praxis zu den häufigsten psychischen Erkrankungen zählen. Etwa drei Viertel der depressiven Patienten werden in der Allgemeinpraxis behandelt. Nur etwa 10% dieser Patienten erhalten Antidepressiva, weitere 5% eine Psychotherapie. Hinzu kommt, daß die Patienten in ihrer ersten depressiven Phase oft überhaupt nicht diagnostiziert werden und daher gar keine Therapie erfolgt. Patienten mit depressiven Erkrankungen erhalten somit oft nicht zur richtigen Zeit die adäquate Behandlung.

In diesem Zusammenhang muß der Hinweis gegeben werden, daß die bisher anerkannte Diagnostik depressiver Erkrankungen verlassen wird, weil in der ICD-10 die depressiven Störungen nach Schweregrad (leichte, mittelgradige, schwere depressive Episode) und Verlauf neu eingeteilt werden. Die Unterscheidung zwischen einer neurotischen und endogenen Depression ist somit nicht mehr möglich, die Bezeichnung »neurotische Depression« erhält keine nosologische Entität mehr, sie ist phänomenologisch in der »Dysthymie« aufgegangen.

Voraussetzung für eine erfolgreiche medikamentöse antidepressive Therapie sind daher die möglichst genaue nosologische Diagnose und das Bemühen, gleichzeitig zur medikamentösen Behandlung den Patienten auch psychotherapeutisch zu betreuen. Die Wahl des geeigneten Antidepressivums richtet sich hauptsächlich nach der phänomenologischen Diagnose (Erscheinungsbild der Depression, zu beeinflussende Zielsymptome), aber auch nach dem Nebenwirkungsspektrum. Der therapeutische Wert antidepressiver Arzneimittel zur Behandlung depressiver Erkrankungen ist inzwischen unbestreitbar. Allerdings erfordert der fachgerechte Umgang mit Antidepressiva vom Arzt ein gewisses pharmakologisches Grundwissen, einen gezielten therapeutischen Einsatz, eine sorgfältige Abwägung des Nutzen-Risiko-Verhältnisses, eine auf den einzelnen Patienten gewissenhaft abgestimmte individuelle therapeutische Verfahrensweise und praktische Erfahrung.

Im folgenden werden neben wichtigen pharmakologischen Informationen schwerpunktmäßig Basisleitlinien zum differenzierten Umgang mit Antidepressiva aufgezeigt.

Symptomatik depressiver Episoden nach ICD-10

Hauptsymptome
- Depressive Stimmung
- Verlust von Interesse, Freudlosigkeit
- Verminderter Antrieb, gesteigerte Ermüdbarkeit

Zusatzsymptome
- Vermindertes Denk-/Konzentrationsvermögen
- Vermindertes Selbstvertrauen und Selbstwertgefühl
- Schuldgefühl, Wertlosigkeitsgefühl
- Psychomotorische Agitiertheit oder Hemmung
- Negative Zukunftsperspektiven
- Suizidgedanken oder suizidale Handlungen
- Schlafstörungen jeder Art
- Appetitverlust

»Somatische« Symptome
- Interessenverlust, Verlust der Freude an normalerweise angenehmen Aktivitäten
- Mangelnde Fähigkeit, auf sonst freudige Ereignisse emotional zu reagieren
- Früherwachen
- Morgenstimmungstief
- Psychomotorische Hemmung oder Agitiertheit
- Deutlicher Appetitverlust
- Gewichtsverlust
- Deutlicher Libidoverlust
- Leibgefühlsstörungen
- Gefühl der Kraftlosigkeit (Störung der Vitalität)

Diagnostik depressiver Störungen nach ICD-10

Depressive Episode
Schweregrad:

Leicht	Mittelgradig	Schwer
2 Hauptsymptome + 2 Zusatzsymptome	2 Hauptsymptome + 3-4 Zusatzsymptome	3 Hauptsymptome + $\geq$ 4 Zusatzsymptome

- ohne somatische Symptome

- mit somatischen Symptomen:
  Auftreten von mindestens 4 »somatischen«
  Symptomen

- ohne psychotische
  Symptome

- mit psychotischen
  Symptomen:
  zusätzliches Auf-
  treten von Wahn-
  ideen und/oder
  Halluzinationen

Jeweils Dauer der Symptomatik: mindestens 2 Wochen

Anhaltende affektive Störungen

Dysthymia:
Chronische, in der Regel mindestens 2 Jahre anhaltende, milde
depressive Verstimmung, die zu keiner Zeit oder nur selten die Kriterien
für eine leichte depressive Episode erfüllt.

Die ausführlichen Erläuterungen bei den diagnostischen Leitlinien nach
ICD-10 sind zu berücksichtigen!

Klinisch-pharmakologisches Wirkungsspektrum der Antidepressiva

Antidepressiva besitzen verschiedene pharmakologische Basiswirkungen, deren Intensität sich bei den einzelnen Wirksubstanzen teilweise sehr unterschiedlich darstellt. Folglich resultieren für die diversen Antidepressiva spezifische Wirkprofile (Tab. 1). Diese teilweise unterschiedlichen Wirkungen lassen sich in erster Linie durch Unterschiede in der biochemischen Wirkungsweise der einzelnen Substanzen erklären.

Das Gesamt-Wirkungsspektrum der Antidepressiva setzt sich hauptsächlich aus folgenden Wirkungskomponenten zusammen:

- anxiolytische Wirkung
- psychomotorisch dämpfende Wirkung, sedierende Wirkung
- stimmungsaufhellende, depressionslösende Wirkung
- aktivierende Wirkung

Indikationsbereiche

Wie bereits angedeutet werden die affektiven Störungen nach ICD-10 neu eingeteilt. Antidepressiva sind dann hauptsächlich für die Behandlung folgender affektiver Störungen geeignet:

- **depressive Phasen im Rahmen einer bipolaren affektiven Störung**

- **depressive Episoden:**
  Schweregrad leicht, mittelgradig (ohne/mit somatischen Symptomen) und schwer (ohne/mit psychotischen Symptomen)

- **rezidivierende depressive Störungen**

- **anhaltende affektive Störungen:**
  Zyklothymia, Dysthymia u. a.

Antidepressivum (Genericname)	Handelsname	Wirkspektrum			
		anxiolytisch	sedierend	stimmungsaufhellend	aktivierend
Amitriptylin	z. B. Saroten®	mittelstark	mittelstark	leicht	
Amitriptylin-oxid	z. B. Equilibrin®	mittelstark	mittelstark	leicht	
Citalopram	Cipramil®, Sepram®	mittelstark		leicht	
Clomipramin	z. B. Anafranil, Hydiphen®	mittelstark	leicht	leicht	
Desipramin	Pertofran®, Petylyl®	leicht		leicht	stark
Dibenzepin	Noveril®	leicht	leicht	leicht	leicht
Doxepin	z. B. Aponal®	stark	stark	leicht	
Extr. Hyperici	z. B. Jarsin 300®	leicht		leicht	
Fluoxetin	z. B. Fluctin®	mittelstark		leicht	
Fluvoxamin	z. B. Fevarin®	mittelstark		leicht	leicht
Imipramin	z. B. Pryleugan®, Tofranil®	mittelstark	leicht	leicht	mittelstark
Lofepramin	Gamonil®	leicht	leicht	leicht	leicht
Maprotilin	z. B. Ludiomil®	mittelstark	leicht	leicht	mittelstark
Mianserin	z. B. Tolvin®	mittelstark	mittelstark	leicht	mittelstark
Mirtazapin	Remergil®	mittelstark	mittelstark		
Moclobemid	Aurorix®	mittelstark			mittelstark
Nefazodon	Nefadar®	mittelstark	leicht	leicht	
Nortriptylin	Nortrilen®	leicht		leicht	stark
Paroxetin	z. B. Seroxat®, Tagonis®	mittelstark		leicht	
Reboxetin	Edronax®	mittelstark		leicht	stark
Sertralin	Gladem®, Zoloft®	mittelstark		leicht	
Trazodon	Thombran®	mittelstark	mittelstark	leicht	
Trimipramin	z. B. Herphonal®, Stangyl®	stark	stark	leicht	
Venlafaxin	Trevilor®	mittelstark		leicht	leicht
Viloxazin	Vivalan®	leicht		leicht	stark

leichte | mittelstarke Wirkung | starke

Tab. 1: Wirkspektrum einiger Antidepressiva (unter Berücksichtigung äquipotenter Dosierungen)

Einteilung der Antidepressiva

Nach der chemischen Struktur und der biochemischen Wirkungsweise lassen sich die Antidepressiva schwerpunktmäßig in trizyklische, tetrazyklische, neozyklische (bizyklische und atypische) Antidepressiva, SSRI, NARI, SNRI, NaSSA, DSA und in Monoaminoxidase (MAO)-Hemmer einteilen (Tab. 2).

	Generic-Name	Handelsname
Trizyklische Antidepressiva (TCA)	Amitriptylin	z. B. Saroten®
	Amitriptylin-oxid	z. B. Equilibrin®
	Clomipramin	z. B. Anafranil®, Hydiphen®
	Desipramin	Pertofran®, Petylyl®
	Dibenzepin	Noveril®
	Doxepin	z. B. Aponal®
	Imipramin	z. B. Pryleugan®, Tofranil®
	Lofepramin	Gamonil®
	Nortriptylin	Nortrilen®
	Trimipramin	z. B. Herphonal®, Stangyl®
Tetrazyklische Antidepressiva	Maprotilin	z. B. Ludiomil®
	Mianserin	z. B. Tolvin®
Neozyklische Antidepressiva	Viloxazin	Vivalan®
Selektive Serotonin-Wiederaufnahme-hemmer (SSRI)	Citalopram	Cipramil®, Sepram®
	Fluoxetin	z. B. Fluctin®
	Fluvoxamin	z. B. Fevarin®
	Paroxetin	Seroxat®, Tagonis®
	Sertralin	Gladem®, Zoloft®
Selektive Noradrenalin-Wiederaufnahme-hemmer (NARI)	Reboxetin	Edronax®
Selektive Serotonin-Noradrenalin-Wiederaufnahme-hemmer (SNRI)	Venlafaxin	Trevilor®
Noradrenerge und spezifisch serotonerge Antidepressiva (NaSSA)	Mirtazapin	Remergil®
Dual-serotonerge Antidepressiva (DSA)	Nefazodon	Nefadar®
	Trazodon	Thombran®
Pflanzliche Antidepressiva	Extr. Hyperici (Johanniskraut-Extrakt)	z. B. Jarsin®, Remotiv®, Neuroplant®
MAO-Hemmer	Moclobemid	Aurorix®
	Tranylcypromin	Jatrosom® N

Tab. 2: Strukturchemische und biochemische
Klassifizierung verschiedener Antidepressiva

Zur Zeit dominieren noch weitgehend die klassischen trizyklischen Antidepressiva als gut dokumentierte Substanzen in der medikamentösen Therapie depressiver Syndrome. Hinsichtlich einzelner Nebenwirkungen, vor allem anticholinerger Begleiterscheinungen, schneiden jedoch die neueren Präparate (die selektiven Serotonin-Wiederaufnahmehemmer Citalopram, Fluoxetin, Fluvoxamin, Paroxetin und Sertralin, der selektive MAO-A-Hemmstoff Moclobemid, der selektive Serotonin-Noradrenalin-Wiederaufnahmehemmer Venlafaxin, das noradrenerg und spezifisch serotonerg wirkende Antidepressivum Mirtazapin, die dual-serotonergen Antidepressiva Nefazodon und Trazodon sowie der selektive Noradrenalin-Wiederaufnahmehemmer Reboxetin) teilweise günstiger ab. Zudem sind diese neuen Antidepressiva in ihrer Wirksamkeit den klassischen Trizyklika ebenbürtig. Pflanzliche Antidepressiva eignen sich für die Therapie leichter bis mittelschwerer depressiver Verstimmungen.

Die traditionellen irreversiblen MAO-Hemmer bleiben aufgrund der strikten Beachtung umfangreicher Diätrichtlinien bei Einnahme dieser Substanzen und der Inkompatibilität mit einigen trizyklischen Antidepressiva speziellen Indikationen vorbehalten. Im Gegensatz dazu müssen Diätvorschriften während einer Therapie mit dem selektiven, reversiblen MAO-A-Hemmer Moclobemid nicht berücksichtigt werden.

Neben der bereits erfolgten Differenzierung der Antidepressiva nach vorherrschenden Wirksamkeitskriterien infolge spezifischer Wirkprofile und der strukturchemischen Aufgliederung bietet sich als praxisorientierte Klassifikation eine Einteilung der Antidepressiva unter Berücksichtigung phänomenologischer Aspekte an. Die Wahl des geeigneten Präparates orientiert sich nämlich vorwiegend an den zu beeinflussenden klinischen Zielsymptomen. Dieser Gesichtspunkt wird in einem noch folgenden Kapitel beschrieben.

Biochemische Wirkungsweise der Antidepressiva

Bei Untersuchungen über die Wirkung der Antidepressiva stehen hauptsächlich die Überträgerstoffe Noradrenalin und Serotonin im Mittelpunkt.

Synthese, Freisetzung und Inaktivierung von Noradrenalin

Noradrenalin entsteht in noradrenergen Neuronen aus der Aminosäure Tyrosin. Sie wird über L-Dopa umgewandelt zu Dopamin, das in die synaptischen Speichervesikel eingelagert wird. Dort erfolgt enzymatisch die Umwandlung zu Noradrenalin. Die Ausschüttung von Noradrenalin erfolgt durch einen Calcium-Ionen-abhängigen Exozytoseprozeß.

Noradrenalin erregt in erster Linie postsynaptische Alpha -1- und Beta -1-Rezeptoren. Über Beta-Rezeptoren wird das Enzym Adenylatzyklase stimuliert, das ATP in cAMP umwandelt und weitere Wirkungen veranlaßt.

Noradrenalin erregt auch präsynaptische Alpha-2-Rezeptoren mit dem Ziel einer geordneten Noradrenalin-Freisetzung.

Die biologische Inaktivierung von Noradrenalin vollzieht sich hauptsächlich über einen aktiven Reuptake-Mechanismus durch die präsynaptische neuronale Membran. Der größte Teil des wiederaufgenommenen Noradrenalins wird durch entsprechende Enzyme zu Methoxy-hydroxyphenylglykol (MHPG) metabolisiert.

Synthese, Freisetzung und Inaktivierung von Serotonin

Serotonin wird aus der Aminosäure Tryptophan gebildet. Sie wird enzymatisch über 5 - Hydroxytryptophan zu Serotonin umgewandelt. Der Abbau von Serotonin erfolgt durch die Monoaminoxydase und Aldehyddehydrogenase zu 5 - Hydroxyindolessigsäure.

Unterschiedliche Effekte bei akuter bzw. längerdauernder Gabe von Antidepressiva

Bei akuter Verabreichung (TCA, SNRI) wird hauptsächlich die neuronale Wiederaufnahme von Noradrenalin und Serotonin gehemmt, während bei längerdauernder Gabe Empfindlichkeitsveränderungen prä- und postsynaptischer Rezeptoren (präsynaptisch: noradrenerge Alpha-2-Rezeptoren; postsynaptisch: noradrenerge Alpha-1-Rezeptoren, noradrenerge Beta-1-Rezeptoren, Serotonin-Rezeptoren) resultieren .

Die Hemmung der neuronalen Wiederaufnahme von Noradrenalin und Serotonin durch Antidepressiva und die damit verbundene Anreicherung dieser Transmitter im synaptischen Spalt ist insofern von Bedeutung, weil beim Krankheitsbild der Depression teilweise eine Dysbalance der Neurotransmitter Noradrenalin und Serotonin bzw. eine Verminderung dieser Überträgersubstanzen diskutiert wird.

Zum anderen führen antidepressiv wirksame Monoaminoxidase (MAO)-Hemmer durch Inhibition der Monoaminoxidase-A, die vorwiegend für den Abbau von Noradrenalin und Serotonin verantwortlich ist, zu einer regulativen Erhöhung der Konzentration von Noradrenalin und Serotonin in der Synapse. Während Moclobemid selektiv die MAO-A hemmt (Wirkprinzip RIMA: Reversible Inhibition der Monoaminoxidase-A, Abb. 1), inhibiert Tranylcypromin nicht selektiv die beiden Enzyme MAO-A und MAO-B (MAO-B hat übrigens eine andere biologische Funktion).

Weiterhin führt nach neuesten Resultaten eine längerfristige Gabe von Antidepressiva zu einer ausgeprägten Verstärkung der GABA-ergen Aktivität im Frontalhirn (GABA-erge Aktivität ist bei der Depression herabgesetzt). Schließlich können auch Antidepressiva eine Verstärkung der Dopaminaktivität im mesolimbischen Bereich bewirken (z. B. Sulpirid $\leq$ 300 mg/die). Eine Ausnahme hinsichtlich dieser verschiedenen biochemischen Wirkmechanismen bildet übrigens Mianserin, indem es eine präsynaptische noradrenerge Alpha-2-rezeptorblockierende Wirkung besitzt, wodurch schließlich die Noradrenalin-Ausschüttung erhöht wird. Das nachgeschaltete noradrenerge Neuron erhält somit ein intensiveres noradrenerges Signal. Dadurch wird die Impulsrate der postsynaptischen noradrenergen Neuronen erhöht. Die serotonerge Neurotransmission wird durch das spezifisch noradrenerg wirkende Mianserin kaum stimuliert.

Im Gegensatz zu Mianserin verstärkt das noradrenerge und spezifisch serotonerge Antidepressivum Mirtazapin (NaSSA), das ebenfalls über die Blockade präsynaptischer somatodendritischer Noradrenalin-Alpha-2-Autorezeptoren primär die noradrenerge Signalübertragung erhöht, gleichzeitig die serotonerge Neurotransmission. Dabei resultiert eine spezifische Aktivierung der für den antidepressiven Effekt bedeutsamen postsynaptischen Serotonin-5-HT$_{1A}$-Rezeptoren. Serotonerge Nebenwirkungen (Agitation, Schlaf-

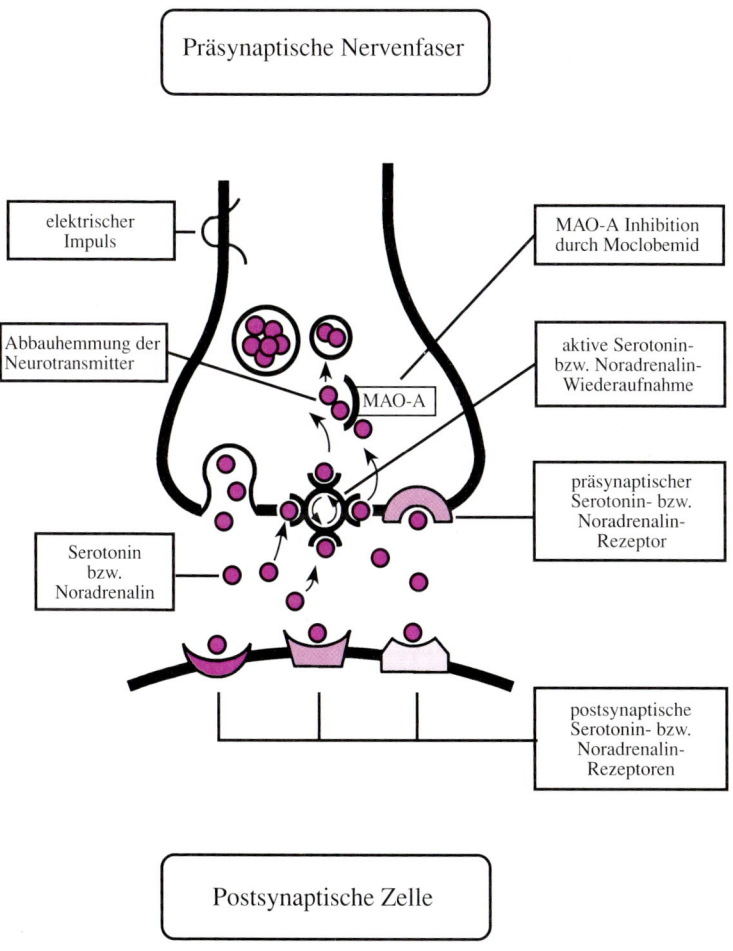

Abb. 1: Hemmung des Transmitterabbaus über die selektive reversible MAO-A-Inhibition durch Moclobemid

störungen, Sexualstörungen, gastrointestinale Nebenwirkungen) infolge der Aktivierung von 5-HT_2- und 5-HT_3-Rezeptoren, wie sie beispielsweise bei 10-20% der mit SSRI therapierten Patienten auftreten, zeigen sich nicht unter Mirtazapin, weil es diese Rezeptoren blockiert (siehe auch Abb. 5).

Die Antidepressiva hemmen unterschiedlich die neuronale Wiederaufnahme von Noradrenalin bzw. Serotonin (Tab. 3).

Es wird unterschieden zwischen hochselektiven Noradrenalin-Wiederaufnahmehemmern (z. B. Maprotilin, Reboxetin) bzw. hochselektiven Serotonin-Wiederaufnahmehemmern (z. B. Citalopram, Fluvoxamin, Fluoxetin, Paroxetin, Sertralin) und solchen antidepressiven Substanzen, die hinsichtlich dieser beiden Mechanismen ein gemischtes Bild zeigen (z. B. Amitriptylin, Doxepin, Imipramin, Venlafaxin). Dagegen ist Trimipramin bezüglich der Aminaufnahmehemmung als atypisches Antidepressivum zu bewerten: Seine antidepressive Wirkung wird hauptsächlich durch für diese Substanz einzigartigen Sensibilisierungen neuronaler Strukturen erklärt. Außerdem normalisiert Trimipramin eine erhöhte Cortisolausschüttung, die häufig bei depressiven Patienten aufgrund einer Überaktivität der Hypothalamus-Hypophysen-Nebennierenrinden-Achse nachweisbar ist. In Ergänzung zur Aminmangelhypothese ist schließlich die cholinerg-aminerge Imbalance-Theorie depressiver Erkrankungen zu erwähnen. Aufgrund der gegenseitigen Abhängigkeit der cerebralen cholinergen und katecholaminergen Systeme wird allgemein ein Zusammenhang zwischen einer erhöhten cholinergen Aktivität und der Depression diskutiert. Somit ergibt sich möglicherweise ein weiterer therapeutischer Ansatzpunkt für Antidepressiva, die deutliche anticholinerge Wirkungen entfalten.

Die bekannten präsynaptischen Ereignisse, wie die Hemmung der Wiederaufnahme von Neurotransmittern (Serotonin, Noradrenalin) durch Antidepressiva, treten innerhalb weniger Minuten ein und bilden die Voraussetzung für die nachfolgend, allerdings verzögert eintretenden postsynaptischen Wirkungen auf der Rezeptorebene.Die Hemmung der Wiederaufnahme der Neurotransmitter bzw. die gesteigerte Ausschüttung von Serotonin und Noradrenalin durch Antidepressiva oder die Blockade des Stoffwechsels durch die Monoaminoxidasehemmer führt zu einem Überangebot von Neurotransmittern an den postsynaptischen Rezeptoren. Daraus resultiert eine Empfindlichkeitsänderung dieser Rezeptoren, von der mehrere hintereinander geschaltete Prozesse bzw. Faktoren betroffen werden: sogenannte G-Proteine als Überträger, Enzyme wie Adenylatzyklase oder Phospholipase, second-messenger wie cyclisches Adenosinmonophosphat (c-AMP) bzw. Diacylglycerol und als weitere Verstärker oder Multiplikatoren der Rezeptorstimulation die Proteinkinasen A und C. Die hinter den Rezeptoren liegende Reaktionskette beeinflußt letztlich über die Proteinkinasen A und C sogenannte Transkriptionsfaktoren (DNS-bindende Proteine), die im Zellkern positiv oder negativ regulierend auf die Transkription von Genen einwirken, die sich auf diesem Wege an- oder abschalten lassen. Möglicherweise liegt auch bei depressiven Patienten eine Störung in diesem Transkriptionsmechanismus vor, die durch Antidepressiva behoben wird.

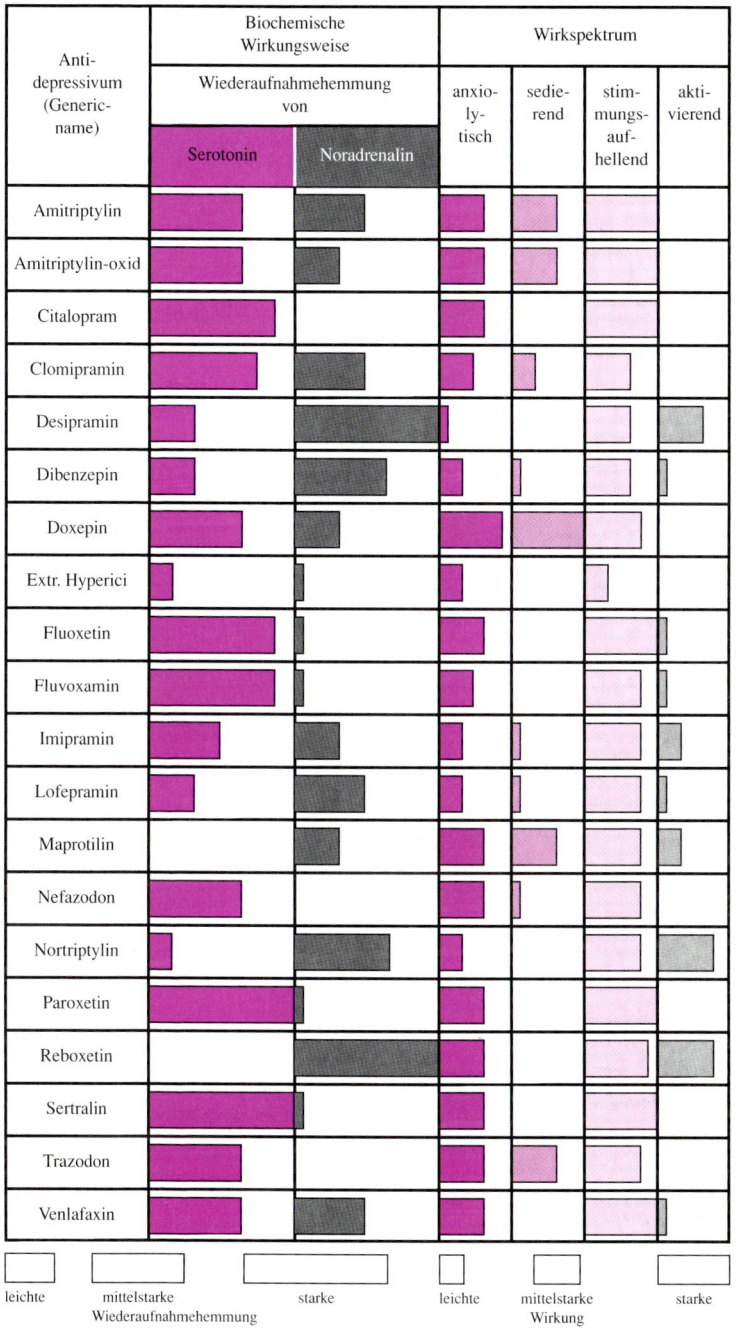

Antidepressivum (Genericname)	Biochemische Wirkungsweise – Wiederaufnahmehemmung von		Wirkspektrum			
	Serotonin	Noradrenalin	anxiolytisch	sedierend	stimmungsaufhellend	aktivierend
Amitriptylin						
Amitriptylin-oxid						
Citalopram						
Clomipramin						
Desipramin						
Dibenzepin						
Doxepin						
Extr. Hyperici						
Fluoxetin						
Fluvoxamin						
Imipramin						
Lofepramin						
Maprotilin						
Nefazodon						
Nortriptylin						
Paroxetin						
Reboxetin						
Sertralin						
Trazodon						
Venlafaxin						

leichte — mittelstarke — starke Wiederaufnahmehemmung

leichte — mittelstarke — starke Wirkung

Tab. 3: Biochemische Wirkungsweise und Wirkspektrum einiger Antidepressiva

Blockade von Neurotransmitterrezeptoren durch Antidepressiva

Antidepressiva vermögen auch verschiedene Neurotransmitterrezeptoren zu blockieren. Z. B. blockieren Amitriptylin, Doxepin, Trimipramin, Mianserin und Maprotilin Histamin-Rezeptoren; daraus lassen sich die sedativen Wirkungen dieser Antidepressiva erklären (Tab. 4).

Aus einer Blockade von Acetylcholinrezeptoren durch die trizyklischen Antidepressiva Amitriptylin, Clomipramin, Doxepin etc. resultieren die anticholinergen Nebenwirkungen (Tab. 5). Durch die Antagonisierung von Noradrenalin-Rezeptoren ergeben sich z. B. für Amitriptylin, Doxepin, Clomipramin u. a. sedative und blutdrucksenkende Wirkungen.

Dagegen zeigen SSRI und SNRI (Venlafaxin) eine geringe, kaum nennenswerte Affinität zu Histamin-, Acetylcholin- und Noradrenalin-Rezeptoren und verursachen daher nur minimale anticholinerge sowie kardiovaskuläre Nebenwirkungen, außerdem treten keine sedativen Wirkungen auf. Allerdings sind gelegentlich serotonerge Nebenwirkungen wie Agitation, Schlafstörungen, Sexualstörungen und gastrointestinale Nebenwirkungen zu beobachten.

Antidepressivum	unterschiedliche Affinität zu Histamin-H_1-Rezeptoren
Doxepin	████████████████████████
Trimipramin	███████████████████████
Mianserin	██████████████
Amitriptylin	████████
Maprotilin	██

Tab. 4: Unterschiedliche Affinität verschiedener Antidepressiva zu zentralen Histamin-H_1-Rezeptoren

Antidepressivum	unterschiedliche Affinität zu Acetylcholin-Rezeptoren
Amitriptylin	████████████████████████
Clomipramin	███████████████
Trimipramin	██████████
Doxepin	██████
Imipramin	█████

Tab. 5: Unterschiedliche Affinität verschiedener Antidepressiva zu zentralen Acetylcholin-Rezeptoren

Wirkungsweise der Antidepressiva

Abb. 2: Darstellung der biochemischen Wirkungsweise der
       Antidepressiva (generell)

a) Normalzustand der Transmitterfreisetzung und -wirkung

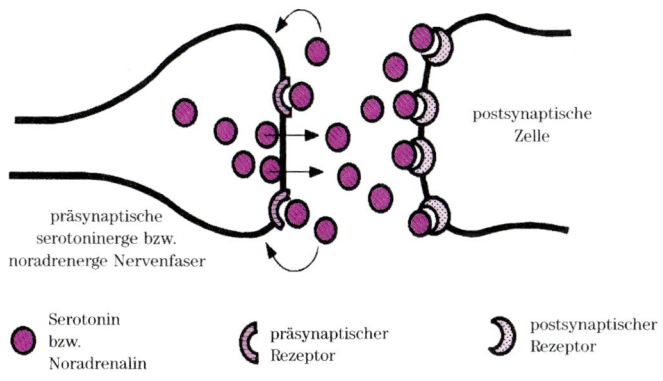

b) Pathologischer Zustand beim depressiven Kranken

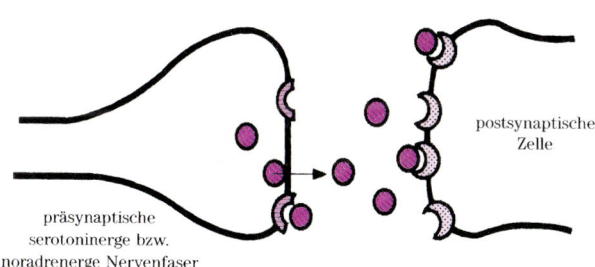

Für die postsynaptischen Rezeptoren stehen weniger Neurotransmitter
(Serotonin bzw. Noradrenalin) zur Verfügung. Dadurch ist die durch sie vermittelte physiologische Wirkung beeinträchtigt.

c) Akute Gabe von Antidepressiva

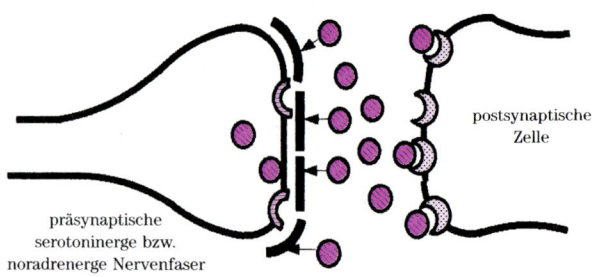

Bei akuter Gabe von Antidepressiva (TCA, SSRI, SNRI, DSA) erfolgt eine Hemmung der neuronalen Wiederaufnahme von Serotonin bzw. Noradrenalin. Die Neurotransmitter befinden sich in erhöhter Konzentration im synaptischen Spalt.

d) Längerfristige Gabe von Antidepressiva (antidepressiver Effekt)

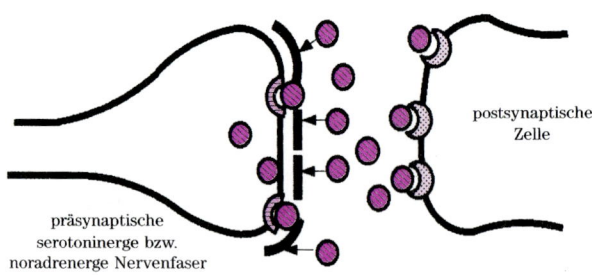

Bei längerfristiger Gabe von Antidepressiva erfolgt ebenfalls eine neuronale präsynaptische Transmitter-Wiederaufnahmehemmung (Noradrenalin, Serotonin). Über längere Zeit ist jetzt die Konzentration der Transmitter im synaptischen Spalt und an den prä- bzw. postsynaptischen Rezeptoren erhöht. Dies hat zur Folge, daß kompensatorisch sich die Zahl postsynaptischer noradrenerger Beta-1-Rezeptoren verringert (»Beta-down-regulation«). Gleichzeitig resultiert eine verminderte Empfindlichkeit der Rezeptoren.

Präsynaptische noradrenerge Alpha -2-Rezeptoren werden weniger empfindlich und regulieren gleichzeitig die weitere Noradrenalin-Freisetzung. Postsynaptische Alpha -1-Rezeptoren werden dagegen überempfindlich. Funktionell betrachtet erwirken Beta-down-Regulation und Supersensitivität von Alpha -1-Rezeptoren synergistisch eine Antriebssteigerung.

Im serotonergen System kann es bei längerfristiger Gabe von Antidepressiva zu einer Über- bzw. Minderempfindlichkeit von Serotonin-Rezeptoren kommen. Eine Supersensitivität postsynaptischer Serotonin-Rezeptoren scheint aber zu überwiegen. Vielleicht haben sogar Sensitivitätsänderungen noradrenerger Rezeptoren darauf Einfluß. Auch eine durch Antidepressivagabe erzielte Verstärkung der Dopaminaktivität im mesolimbischen Neuronensystem führt letztlich zu einer Steigerung des Antriebs.

Unabhängig von all diesen komplexen Wirkungen rufen längerfristig verabreichte Antidepressiva GABA-erge Wirkungen hervor. Sie bewirken eine Steigerung der GABA-ergen Aktivität im Frontalhirn (verstärkte GABA-B-Rezeptorenbindung).

Schließlich ergibt sich aufgrund der sich letztlich ausgleichenden Rezeptoreneigenschaften eine Verbesserung in der noradrenergen, serotonergen, GABA-ergen, cholinergen und auch dopaminergen Übertragung im Sinne einer physiologischen Regulierung an den Synapsen.

All diese Vorgänge erklären auch, warum eine klinische Besserung der depressiven Symptomatik in der Regel erst nach 8- bis 14-tägiger Behandlungsdauer eintreten kann.

Abb. 3: Detaildarstellung der biochemischen Wirkungsweise der selektiven Serotonin-Wiederaufnahmehemmer

a) Mechanismus der aktiven Serotonin-Wiederaufnahme

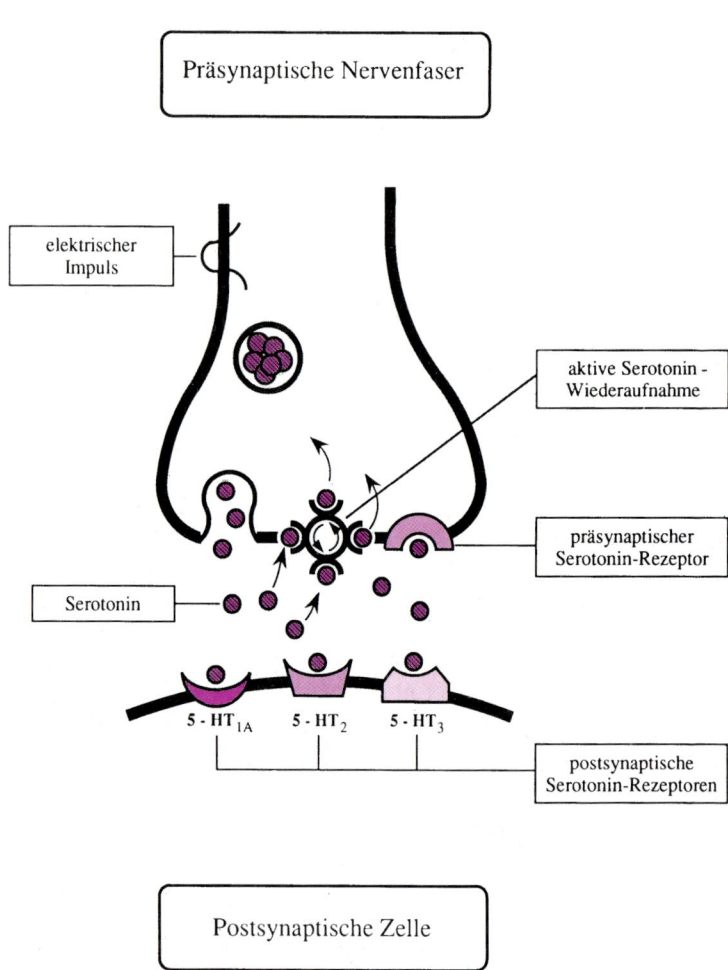

Bei Untersuchungen über die biochemische Wirkungsweise der Antidepressiva sind, wie bereits dargestellt, in erster Linie die Neurotransmitter Noradrenalin und Serotonin von Relevanz. In jüngster Zeit konzentriert sich die Forschung allerdings immer mehr auf die Funktionsweise des serotonergen Systems:

In den synaptischen Spalt freigesetztes Serotonin verbreitet sich und wirkt auf die diversen Serotonin-Rezeptoren ein, wodurch sich die gewünschten physiologischen Wirkungen ergeben. Die dynamische Wechselwirkung

von Serotonin auf die Rezeptoren wird durch die Inaktivierung von Serotonin beendet. Über einen spezifischen, aktiven Reuptakemechanismus
(»Drehtüreffekt«) wird Serotonin zum Teil wieder in die präsynaptische Nervenendigung aufgenommen.
Beim depressiven Kranken stehen für die postsynaptischen Rezeptoren weniger Neurotransmitter (insbesondere Serotonin) zur Verfügung. Dadurch ist
die durch sie vermittelte physiologische Wirkung beeinträchtigt.

b) Wirkprinzip der selektiven Serotonin-Wieder-
   aufnahmehemmer (SSRI)

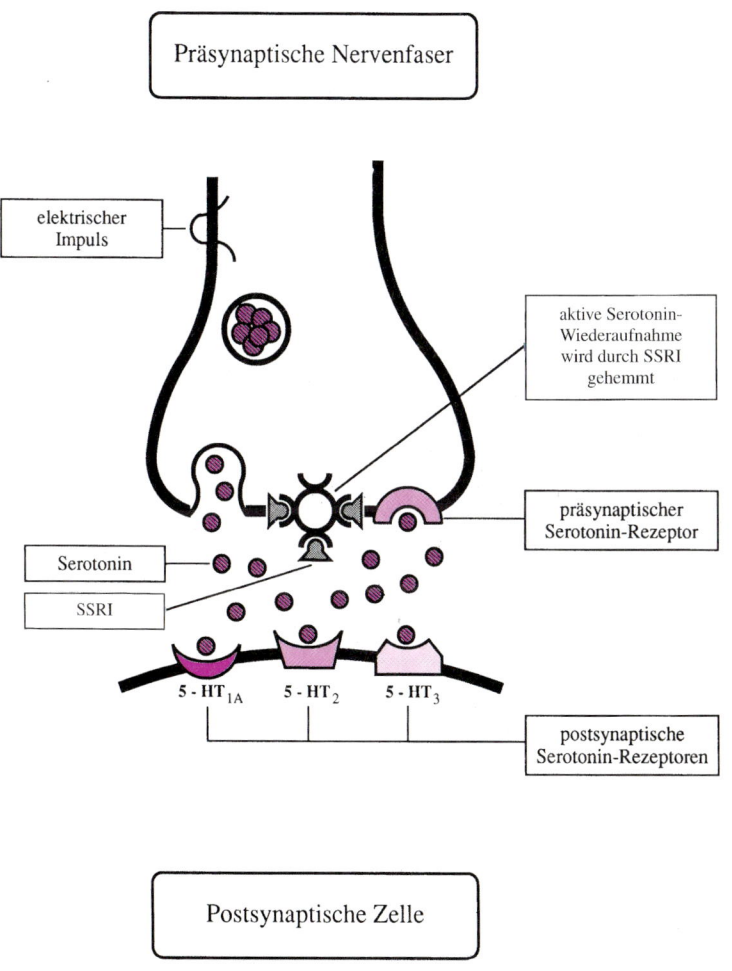

Durch die Gabe von SSRI (z. B. Paroxetin, Sertralin) erfolgt eine Blockade des aktiven Rücktransports und somit eine Hemmung der Wiederaufnahme von Serotonin in das präsynaptische Neuron: Wirkprinzip SSRI = **S**elective **S**erotonin **R**euptake **I**nhibition. Folglich befinden sich die Serotonin-Moleküle in erhöhter Konzentration im synaptischen Spalt. Diese stimulieren vermehrt die postsynaptischen Serotonin-Rezeptoren, insbesondere 5-HT_{1A}-Rezeptoren, 5-HT_2-Rezeptoren und 5-HT_3-Rezeptoren. Eine außergewöhnliche Bedeutung für die Depressionsbehandlung scheint die Beeinflussung der 5-HT_{1A}- und 5-HT_2-Rezeptoren zu haben. Beide Rezeptoren stehen in einem Gleichgewicht zueinander. Inhibition der 5-HT_2-Rezeptoren bzw. Stimulation der 5-HT_{1A}-Rezeptoren kann daher zu gleichen Verhaltensänderungen führen. Die vermehrte Stimulation der 5-HT_{1A}-Rezeptoren durch Serotonin vor allem im limbischen System bewirkt ausgeprägte antidepressive (stimmungsaufhellende), anxiolytische und antiaggressive Effekte. Eine Stimulation der 5-HT_3-Rezeptoren durch Serotonin kann in Einzelfällen vorübergehend zu Nausea führen.

Insgesamt wird eine Verbesserung in der neuronalen serotonergen Übertragung im Sinne einer physiologischen Regulierung erreicht, wobei gleichzeitig auch andere Transmittersysteme günstig beeinflußt werden.

Abb. 4: Detaildarstellung der biochemischen Wirkungsweise der selektiven Serotonin- und Noradrenalin-
Wiederaufnahmehemmer (SNRI)

a) Mechanismus der aktiven Serotonin-Wiederaufnahme

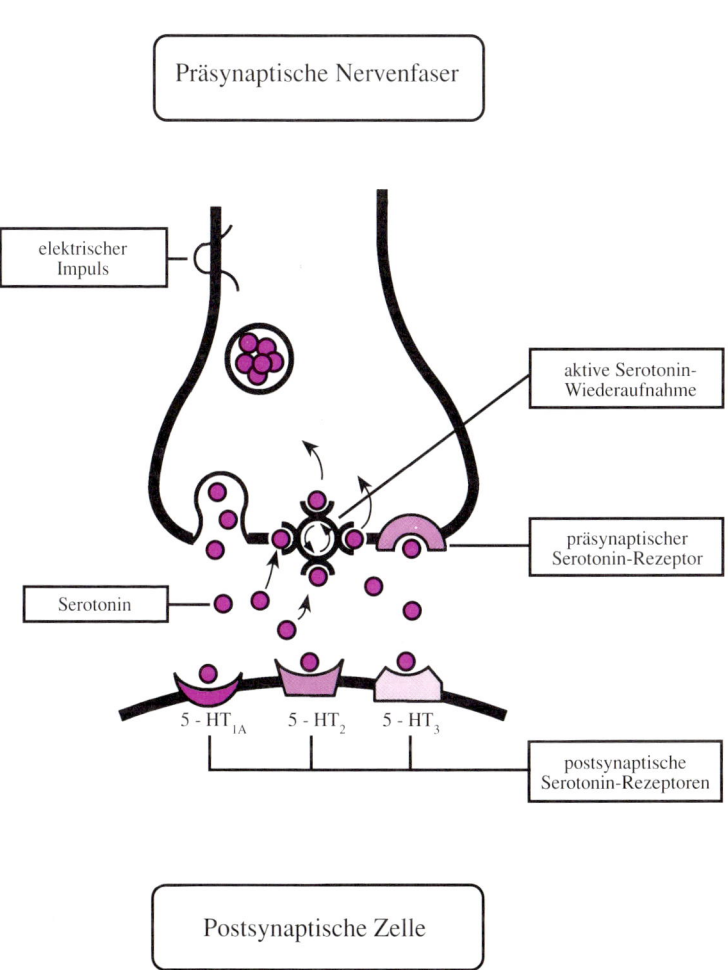

b) Mechanismus der aktiven Noradrenalin-Wiederaufnahme

Präsynaptische Nervenfaser

elektrischer Impuls

aktive Noradrenalin-Wiederaufnahme

präsynaptischer Noradrenalin-Rezeptor

Noradrenalin

α_1

β_1

postsynaptische Noradrenalin-Rezeptoren

Postsynaptische Zelle

c) Wirkprinzip der SNRI (Venlafaxin)

Präsynaptische Nervenfaser

elektrischer Impuls

aktive Serotonin-Wiederaufnahme wird durch Venlafaxin gehemmt

präsynaptischer Serotonin-Rezeptor

Serotonin

Venlafaxin

$5 - HT_{1A}$ $5 - HT_2$ $5 - HT_3$

postsynaptische Serotonin-Rezeptoren

Postsynaptische Zelle

d) Wirkprinzip der SNRI (Venlafaxin)

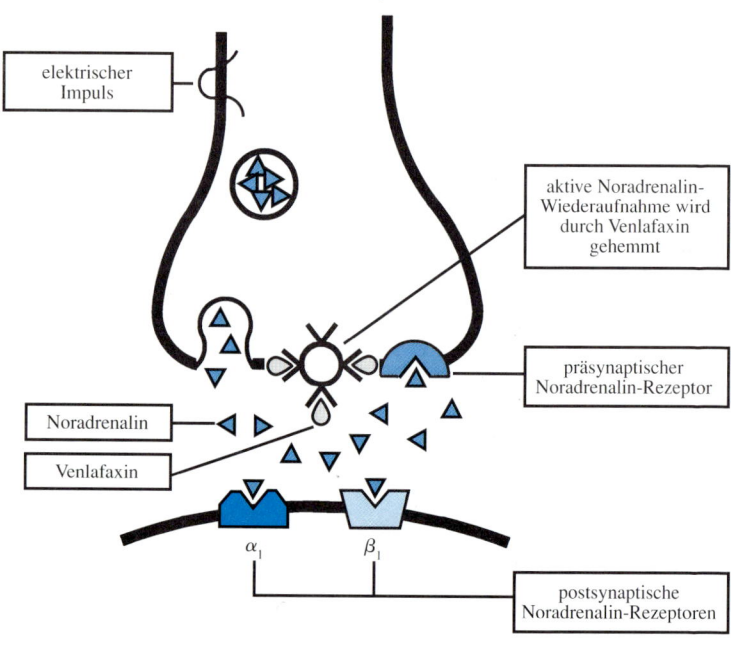

Präsynaptische Nervenfaser

elektrischer Impuls

aktive Noradrenalin-Wiederaufnahme wird durch Venlafaxin gehemmt

präsynaptischer Noradrenalin-Rezeptor

Noradrenalin

Venlafaxin

α_1 β_1

postsynaptische Noradrenalin-Rezeptoren

Postsynaptische Zelle

Die dynamische Interaktion von Serotonin und Noradrenalin auf die entsprechenden Rezeptoren wird durch die Inaktivierung dieser Neurotransmitter beendet. Über einen speziellen, aktiven Reuptakemechanismus werden Serotonin und Noradrenalin teilweise wieder in die präsynaptische Nervenendigung aufgenommen (Abb. 4a und b). Beim depressiven Kranken stehen bekanntlich für die postsynaptischen Rezeptoren die Neurotransmitter Serotonin/Noradrenalin in verminderter Konzentration zur Verfügung. Deshalb ist die durch sie vermittelte physiologische Wirkung erheblich abgeschwächt.

Mit der Gabe von Venlafaxin resultiert eine Blockade des aktiven Rücktransports und somit eine Hemmung der Wiederaufnahme von Serotonin und Noradrenalin in das präsynaptische Neuron: Wirkprinzip SNRI = Selective Serotonin Noradrenalin Reuptake Inhibition (Abb. 4 c und d). Folglich befinden sich wesentlich mehr Serotonin- sowie Noradrenalin-Moleküle im synaptischen Spalt. Serotonin stimuliert verstärkt die postsynaptischen Serotonin-Rezeptoren (5-HT$_{1A}$-, 5-HT$_2$-, 5-HT$_3$-Rezeptoren), während gleichzeitig durch vermehrt vorhandenes Noradrenalin über die postsynaptischen Noradrenalin-Rezeptoren (noradrenerge α_1-, β_1-Rezeptoren) das nachgeschaltete noradrenerge Neuron ein stärkeres noradrenerges Signal erhält. Insgesamt wird dadurch eine deutliche Verbesserung in der neuronalen serotonergen und noradrenergen Übertragung im Sinne einer physiologischen Regulierung erreicht.

Die gleichzeitige Aktivierung der beiden postsynaptischen Signalkaskaden im Serotonin- und Noradrenalin-System durch Venlafaxin ist insofern von Bedeutung, weil dadurch möglicherweise ein schnellerer Wirkungseintritt erzielt wird. Auch bei therapieresistenten Depressionen könnte dieses duale Wirkprinzip von großem Nutzen sein.

Das nichttrizyklische Venlafaxin ist berechtigterweise ein selektiver Serotonin- und Noradrenalin-Wiederaufnahmehemmer (SNRI), zumal diese Substanz im Gegensatz zu den Trizyklika praktisch keine Affinität zu Histamin-, Acetylcholin- und Noradrenalin-Rezeptoren besitzt.

Detaildarstellung der biochemischen Wirkungsweise der noradrenergen und spezifisch serotonergen Antidepressiva (NaSSA)

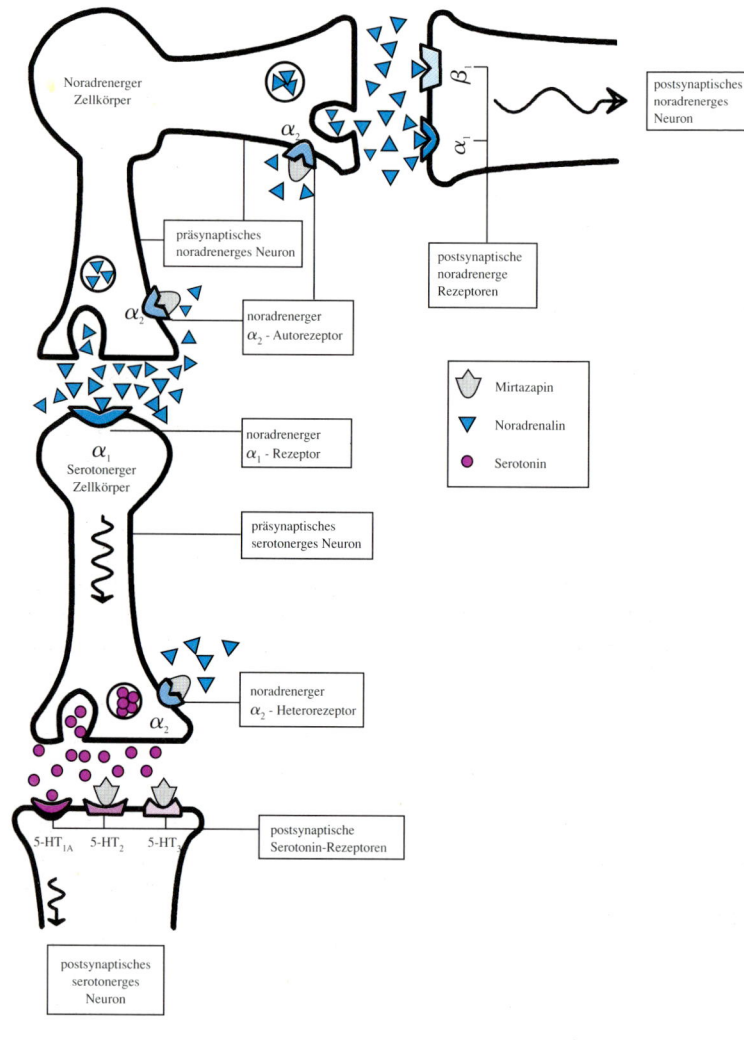

Abb. 5: Biochemischer Wirkmechanismus von Mirtazapin

Das noradrenerge und spezifisch serotonerge Antidepressivum Mirtazapin ist die erste Substanz der Wirkklasse NaSSA. Seine Wirkung (Stimulierung der noradrenergen und 5-HT_{1A}-vermittelten serotonergen Neurotransmission) beruht auf einer selektiven Blockade bestimmter präsynaptischer Alpha-2-noradrenerger und postsynaptischer serotonerger Rezeptoren, und nicht wie bei anderen Antidepressiva auf einer Hemmung der Wiederaufnahme monoaminerger Neurotransmitter oder auf einer Inhibition der Monoaminoxidase. Es ist bekannt, daß das noradrenerge System in funktioneller Verbindung mit dem serotonergen System steht. Mirtazapin zeigt hier ein triales biochemisches Wirkprinzip (Abb. 5): Primär blockiert Mirtazapin selektiv somatodendritische, präsynaptische Noradrenalin-Alpha-2-Autorezeptoren, wodurch vermehrt Noradrenalin freigesetzt wird. Diese noradrenergen α_2-Rezeptoren haben übrigens eine kontrollierende Aufgabe bezüglich der Noradrenalinfreisetzung in den synaptischen Spalt, wobei eine Stimulierung dieser Rezeptoren durch Noradrenalin die weitere Noradrenalinausschüttung hemmt. Eine Bindung von Mirtazapin an die inhibitorischen α_2-Rezeptoren blockiert somit die Funktion dieser Rezeptoren. Die daraus resultierende, gesteigerte Freisetzung von Noradrenalin in den synaptischen Spalt löst über die postsynaptischen noradrenergen Alpha-1- und Beta-1-Rezeptoren auf das nachgeschaltete noradrenerge Neuron ein stärkeres noradrenerges Signal aus. Zugleich wird die Impulsrate der postsynaptischen noradrenergen Neuronen erhöht.

Andererseits führt die durch Mirtazapin gesteigerte Noradrenalin-Freisetzung nach Bindung von Noradrenalin an die noradrenergen Alpha-1-Rezeptoren, die sich auch auf serotonergen Zellkörpern befinden, spontan zu einer Impulsfrequenzerhöhung serotonerger Neurone und damit zu einer vermehrten Serotonin-Ausschüttung (erhöhte serotonerge Neurotransmission). Weiterhin intensiviert Mirtazapin über die Blockade noradrenerger inhibitorischer Alpha-2-Heterorezeptoren, die die Nervenendigungen der serotonergen Neuronen tragen, die Serotoninfreisetzung. Die serotonerge Neurotransmission verstärkt somit Mirtazapin über zwei Mechanismen.

Da schließlich Mirtazapin die postsynaptischen 5-HT_2- und 5-HT_3-Rezeptoren der nachgeschalteten serotonergen Neurone blockiert, nicht aber die 5-HT_{1A}-Rezeptoren, bewirkt die erhöhte Konzentration von Serotonin-Molekülen eine spezifische Aktivierung der postsynaptischen 5-HT_{1A}-Rezeptoren. Dies ist insofern von Bedeutung, weil über die 5-HT_{1A}-Rezeptoren maßgeblich die antidepressiven Effekte vermittelt werden. Serotonerge Nebenwirkungen (Agitation, Schlafstörungen, sexuelle Dysfunktionen, gastrointestinale Nebenwirkungen) infolge der Stimulierung von 5-HT_2- und 5-HT_3-Rezeptoren, wie sie bei 10-20% der mit SSRI und SNRI behandelten Patienten auftreten, kommen unter Mirtazapin nicht vor, da es diese Rezeptoren antagonisiert (Abb. 5).

Zu Acetylcholin-Rezeptoren besitzt Mirtazapin nur eine sehr geringe Bindungsaffinität, sodaß anticholinerge Nebenwirkungen kaum zu erwarten sind. Eine hohe Affinität hingegen besteht zu Histamin-H_1-Rezeptoren, die einen stark sedierenden Effekt auslösen müßte. Mirtazapin wirkt jedoch nur leicht sedierend, weil ein entsprechender Anteil der antihistaminergen Wirkung durch die verstärkte noradrenerge Neurotransmission (erhöhte Vigilanz) kompensiert wird.

Abb. 6: Wirkprinzip der selektiven Noradrenalin-Wiederaufnahmehemmer (NARI: Reboxetin)

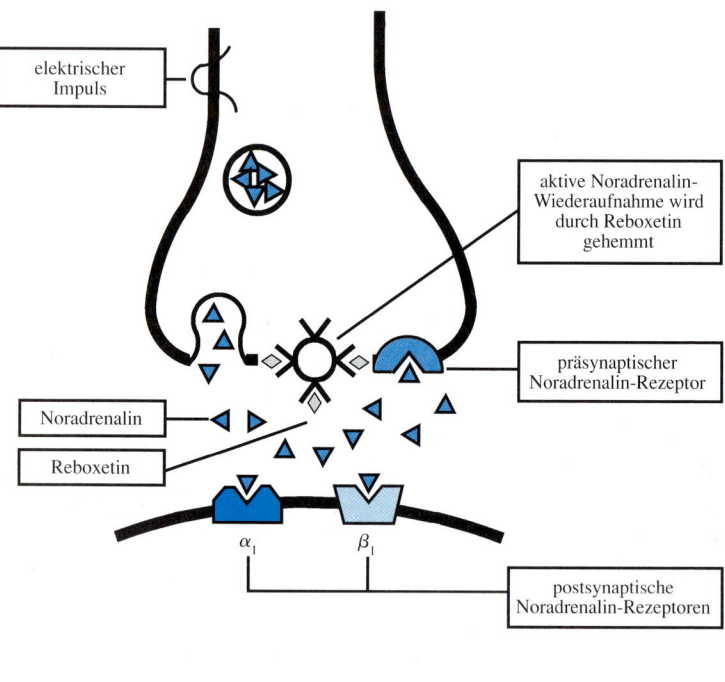

Präsynaptische Nervenfaser

elektrischer Impuls

aktive Noradrenalin-Wiederaufnahme wird durch Reboxetin gehemmt

präsynaptischer Noradrenalin-Rezeptor

Noradrenalin

Reboxetin

α_1 β_1

postsynaptische Noradrenalin-Rezeptoren

Postsynaptische Zelle

Bekanntlich kann ein Mangel an Serotonin und Noradrenalin in diversen Gehirnstrukturen zu einer depressiven Erkrankung führen. Dabei darf jedoch nicht vergessen werden, daß bereits das ausschließliche Defizit eines Neurotransmitters, wie beispielsweise des Noradrenalins, eine depressive Störung hervorrufen kann. Durch eine Verarmung an Noradrenalin in kortikalen und subkortikalen Bereichen bei depressiven Patienten treten vermehrt Symptome auf, wie verminderter Antrieb, Ermüdbarkeit, Verlust von Interesse und Freude, Denk- und Konzentrationsstörungen sowie Hoffnungslosigkeit.

Mit der Gabe des neuen Antidepressivums Reboxetin (Edronax®) erfolgt eine Blockade des aktiven Rücktransports und somit eine selektive sowie potente Hemmung der Wiederaufnahme von Noradrenalin in das präsynaptische Neuron: Wirkprinzip NARI = Selective **Nora**drenalin **R**euptake **I**nhibition (Abb. 6). Folglich befinden sich wesentlich mehr Noradrenalin-Moleküle im synaptischen Spalt. Durch vermehrt vorhandenes Noradrenalin erhält über die postsynaptischen Noradrenalin-Rezeptoren (noradrenerge α_1-, β_1-Rezeptoren) das nachgeschaltete noradrenerge Neuron ein stärkeres noradrenerges Signal. Nachfolgend entwickelt sich auch eine Down-Regulation β-adrenerger Rezeptoren. Insgesamt wird eine deutliche Verbesserung in der neuronalen noradrenergen Übertragung im Sinne einer physiologischen Regulierung erreicht, wobei auch andere Transmittersysteme (wahrscheinlich sekundär auch das serotonerge System) günstig beeinflußt werden. Reboxetin besitzt praktisch keine Affinität zu entsprechenden Rezeptoren (z. B. zu muscarinisch cholinergen Rezeptoren), wodurch eine geringere Inzidenz von damit in Verbindung stehenden unerwünschten Nebenwirkungen erwartet werden kann.

Abb. 7: Wirkprinzip von Johanniskraut-Extrakt

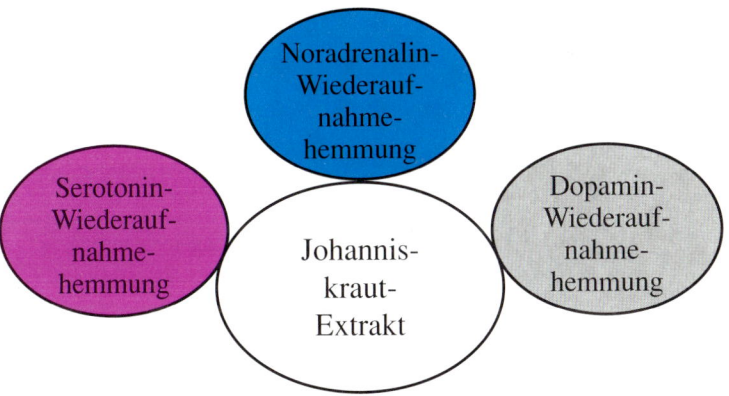

Johanniskraut-Extrakt zeigt eine große Breite pharmakodynamischer Wirkungen. Zentrale Wirkungen von Johanniskraut-Extrakten sind vor allem nach wiederholter Einnahme nachweisbar. Die Haupteffekte scheinen sich im Hinblick auf elektrochemische Kopplungsprozesse im serotonergen System abzuspielen. Zudem wird eine vergleichbare Reuptake-Hemmung für Serotonin, Noradrenalin und Dopamin durch Johanniskraut-Extrakte und TCA postuliert. Eine dadurch zusätzlich erzielte Verstärkung der Dopaminaktivität im mesolimbischen Neuronensystem durch Johanniskraut-Extrakte führt insbesondere zu einer Steigerung des Antriebs.

Abb. 8: Wirkprinzip der dual-serotonergen Antidepressiva (DSA: Nefazodon, Trazodon)

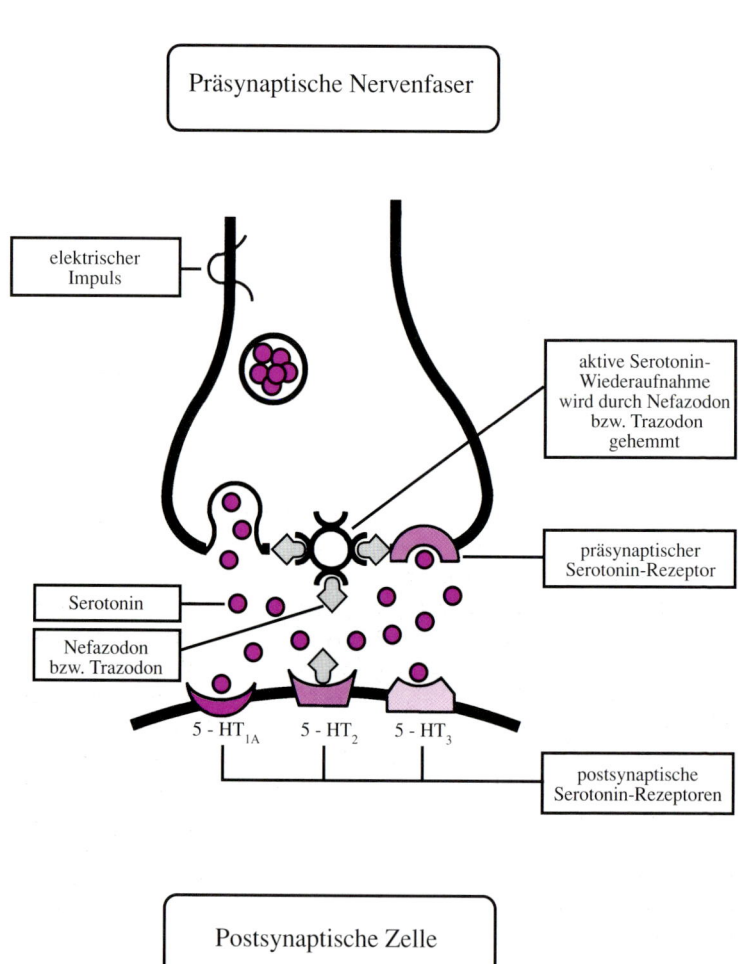

Präsynaptische Nervenfaser

elektrischer Impuls

aktive Serotonin-Wiederaufnahme wird durch Nefazodon bzw. Trazodon gehemmt

präsynaptischer Serotonin-Rezeptor

Serotonin

Nefazodon bzw. Trazodon

$5 - HT_{1A}$ $5 - HT_2$ $5 - HT_3$

postsynaptische Serotonin-Rezeptoren

Postsynaptische Zelle

Die dual-serotonergen Antidepressiva Nefazodon (Nefadar®) und Trazodon (Thombran®) zeigen im Serotonin-System ein duales biochemisches Wirkprinzip: Zum einen hemmen sie die Serotonin-Wiederaufnahme, allerdings moderat im Vergleich zu den SSRI, zum anderen blockieren sie selektiv die postsynaptischen $5-HT_2$-Rezeptoren und erhöhen dadurch gleichzeitig die Impulsfrequenz der über $5-HT_{1A}$-Rezeptoren vermittelten serotonergen Neurotransmission (antidepressiver Effekt). Agitationssymptome und Schlafstörungen werden nicht ausgelöst, sexuelle Dysfunktionen treten kaum auf, da DSA $5-HT_2$-Rezeptoren antagonisieren. Darüber hinaus besitzen sie eine sehr geringe Affinität zu cholinergen Rezeptoren.

Überlegungen zu einer sinnvollen Auswahl eines Antidepressivums

Nach der grundsätzlichen Entscheidung zur Durchführung einer medikamentösen antidepressiven Behandlung (vorhergehende nosologische Diagnose ist maßgebend!) ist die Wahl des geeigneten Antidepressivums zu treffen.

Die Auswahlkriterien für ein bestimmtes Antidepressivum können sein:
• Schweregrad der Depression
• vorherige Response
• Sedierung ja/nein
• Nebenwirkungsprofil
• Intoxikationsrisiko
• Interaktionspotential
• Eliminationshalbwertszeit
• Wirksamkeit auf spezielle Subtypen depressiver Erkrankungen oder andere Indikationsgebiete
• wirtschaftliche Aspekte

Für die praktische Arbeit gilt prinzipiell, daß der Arzt sich auf wenige Präparate beschränkt, um deren pharmakologische und therapeutische Besonderheiten besser kennen zu lernen. Aufgrund ihrer langjährigen Verfügbarkeit zeigen die trizyklischen Antidepressiva den reichsten therapeutischen Erfahrungsschatz. Auch die neuentwickelten Antidepressiva, vor allem aus der Gruppe der selektiven Serotonin-Wiederaufnahmehemmer (SSRI), der selektiven Noradrenalin-Wiederaufnahmehemmer (NARI), der selektiven Serotonin-Noradrenalin-Wiederaufnahmehemmer (SNRI), der noradrenerg und spezifisch serotonerg wirkenden Antidepressiva (NaSSA) und der dual-serotonerg wirkenden Antidepressiva (DSA), die genauso wirksam sind wie die klassischen trizyklischen Substanzen, aber weniger Nebenwirkungen zeigen, gewinnen immer mehr an Bedeutung. Entscheidend für die Auswahl des Antidepressivums sind hauptsächlich Art und Ausprägung der depressiven Symptomatik. Das klinisch-pharmakologische Wirkungsspektrum des gewünschten Antidepressivums soll möglichst optimal auf die zu beeinflussenden Zielsymptome der zu therapierenden depressiven Erkrankung abgestimmt sein.

Richtungsweisend für eine gezielte medikamentöse Therapie kann die phänomenologische Differenzierung nach Art der Antriebsstörung sein: Bei depressiver Stimmung ohne ausgeprägtere Antriebsstörung sind primär depressionslösende und stimmungsaufhellende Antidepressiva, die weder merklich sedieren noch antriebssteigernd wirken, einzusetzen. Herrscht depressive Stimmung mit psychomotorischer Hemmung vor, dann eignen sich gegebenenfalls antriebssteigernde und aktivierende Antidepressiva. Ist allerdings eine depressive Stimmung mit ausgeprägter innerer Unruhe, Spannung und Getriebenheit gegeben, sind sedierende, entspannende Antidepressiva, gegebenenfalls unterstützt durch Tranquilizer (allerdings zeitlich begrenzt), zu wählen (Tab. 6). Bei einem therapeutischen Einsatz von selektiven Serotonin-Wiederaufnahmehemmern, Reboxetin und Venlafaxin

Depressives Syndrom	Vital-depressive Verstimmung	Gehemmt-apathische depressive Verstimmung	Agitiert-ängstliche depressive Verstimmung
zu beeinflussende Zielsymptome	Bedrücktheit, traurige Verstimmung, Niedergeschlagenheit, allerdings ohne merkliche Antriebsstörung	Psychomotorische Hemmung, Antriebsschwäche, Verlangsamung, Apathie, Entschlußlosigkeit	Angst, innere Unruhe, Spannung, Agitiertheit, Schlafstörungen
Geeignete pharmakologische Wirkungsqualitäten	Imipramin-Typ Primär depressionslösende und stimmungshebende Antidepressiva, die weder merklich sedieren noch antriebssteigernd wirken	Desipramin-Typ Primär antriebssteigernde, aktivierende und depressionslösende Antidepressiva	Amitriptylin-Typ Sedierende, entspannende, angstdämpfende und depressionslösende Antidepressiva
Empfohlene Antidepressiva	z. B. Citalopram/Cipramil®, Sepram® Clomipramin/Anafranil®, Hydiphen® Dibenzepin/Noveril® Fluoxetin/Fluctin® Fluvoxamin/Fevarin® Imipramin/Pryleugan® Tofranil® Lofepramin/Gamonil® Maprotilin/Ludiomil® Mirtazapin/Remergil® Nefazodon/Nefadar® Paroxetin/Seroxat®, Tagonis® Sertralin/Gladem®, Zoloft® Venlafaxin/Trevilor®	z. B. Citalopram/Cipramil®, Sepram® Desipramin/Pertofran®, Petylyl® Fluoxetin/Fluctin® Fluvoxamin/Fevarin® Moclobemid/Aurorix® Nortriptylin/Nortrilen® Paroxetin/Seroxat®, Tagonis® Reboxetin/Edronax® Sertralin/Gladem®, Zoloft® Venlafaxin/Trevilor® Viloxazin/Vivalan®	z. B. Amitriptylin/Saroten® Amitriptylin-oxid/Equilibrin® Dosulepin/Idom® Doxepin/Aponal® Maprotilin/Ludiomil® Mianserin/Tolvin® Mirtazapin/Remergil® Nefazodon/Nefadar® Opipramol/Insidon® Trazodon/Thombran® Trimipramin/Herphonal®, Stangyl®

Tab. 6: Differentialtherapeutische Zuordnung verschiedener Antidepressiva zu entsprechenden depressiven Syndromen (nach Kielholz, mod. u. erw.)

für das letztgenannte depressive Syndrom muß ergänzend ein Sedativum, vorzugsweise ein Benzodiazepin, gegeben werden.

Diese differentialtherapeutische Zuordnung verschiedener Antidepressiva zu entsprechenden depressiven Syndromen stellt sicherlich eine wertvolle Orientierungshilfe dar, wenngleich sie hinsichtlich des gewünschten Therapieerfolges nicht überschätzt werden darf. So kann für einige neuentwickelte Antidepressiva aus der Gruppe der SSRI, NARI, SNRI, NaSSA und der MAO-Hemmer diese Zuordnung bei Berücksichtigung ihrer pharmakologischen Wirkungsqualitäten nicht mehr eindeutig erfolgen. Beispielsweise bei ängstlich-depressiven Patienten üben gerade diese Antidepressiva eine gute Wirkung aus.

Weiterhin ist zu berücksichtigen, daß die sedierende Wirkung von manchen Antidepressiva mit primär sedierender Komponente nach längerer Behandlungszeit nachläßt, während gleichzeitig ein antriebssteigernder Effekt immer mehr zur Geltung kommt. Diese Tatsache läßt sich insbesondere durch die unterschiedliche biochemische und damit klinische Wirkungsweise sowie durch die abweichende Kinetik der Muttersubstanz von ihren pharmakologischen Metaboliten erklären. Beispiele sind Amitriptylin (z. B. Saroten®), aktiver Hauptmetabolit: Nortriptylin, und Clomipramin (Anafranil® 75 ret.), aktiver Hauptmetabolit: Desmethylclomipramin.

Inzwischen konzipierte eine Gruppe von klinischen Experten ein neues Schema zur Klassifikation von Antidepressiva, das nach dem Tagungsort der Expertenrunde in Italien als Asolo-Schema bezeichnet wird. Mit dem Asolo-Schema läßt sich das pharmakologische Wirkprofil und der mögliche Einsatzbereich eines Antidepressivums sehr viel differenzierter als bisher beschreiben, zumal es für jede Substanz unter Berücksichtigung der depressiven Syndromatik die Intensität der Wirkungen auf Stimmung, Antrieb, Angst, Wahn, Psychomotorik und Schlaf bewertet. Zusätzlich bezieht das Asolo-Schema weitere Indikationen wie Angst- oder Zwangsstörungen, Schmerz, Eß- und Schlafstörungen für die Anwendung von Antidepressiva ein (Tab. 7 a, b, c). Außerdem berücksichtigt dieses Bewertungsschema die Änderungen in der diagnostischen Klassifikation depressiver Störungen infolge Einführung der ICD-10-Nomenklatur. Letztlich bildet das neuartige Schema eine solide Grundlage für eine differenzierte rationale Therapieentscheidung mit dem entsprechenden Antidepressivum.

Wie wertvoll eine viel detailliertere Charakterisierung der einzelnen Substanzen sein kann, wird beispielsweise aus der positiven therapeutischen Beeinflussung einer depressiven Verstimmung ersichtlich. Hierbei beschränkt sich die qualitative Beurteilung eines Antidepressivums nicht nur wie bisher auf den stimmungsaufhellenden Effekt, sondern berücksichtigt gleichzeitig auch die stimmungsstabilisierende Wirkung (Aufrechterhaltung einer gleichmäßigen, nicht ins Pathologische abgleitenden Stimmung). Beim Einfluß auf den Antrieb sind ebenfalls zwei Aspekte zu unterscheiden: zum einen sollte ein Antidepressivum dahingehend bewertet werden, inwieweit es den durch die depressive Störung verminderten Antrieb verbessert und wieder auf das normale Niveau hebt, zum anderen, ob eine Steigerung des Antriebs erfolgt, die einen über das normale Maß hinausgehenden Tätigkeitsdrang bewirkt. Bedeutsam ist auch die Unterscheidung zwischen Antrieb und

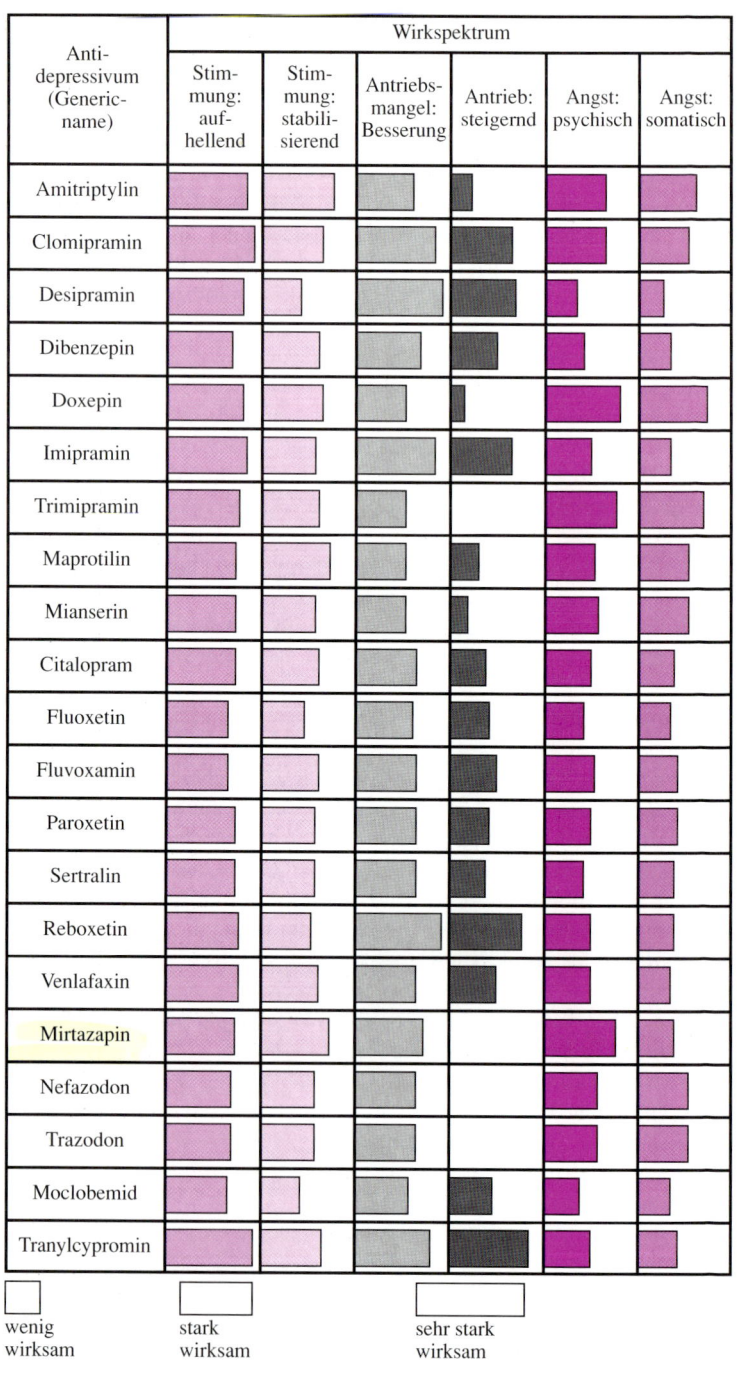

Anti-depressivum (Generic-name)	Wirkspektrum					
	Stim-mung: auf-hellend	Stim-mung: stabili-sierend	Antriebs-mangel: Besserung	Antrieb: steigernd	Angst: psychisch	Angst: somatisch
Amitriptylin						
Clomipramin						
Desipramin						
Dibenzepin						
Doxepin						
Imipramin						
Trimipramin						
Maprotilin						
Mianserin						
Citalopram						
Fluoxetin						
Fluvoxamin						
Paroxetin						
Sertralin						
Reboxetin						
Venlafaxin						
Mirtazapin						
Nefazodon						
Trazodon						
Moclobemid						
Tranylcypromin						

wenig wirksam stark wirksam sehr stark wirksam

Tab. 7 a: Wirkspektrum einiger Antidepressiva
(Beurteilung mit dem Asolo-Schema, mod. u. erw. nach Rüther, E. et al., 1995)

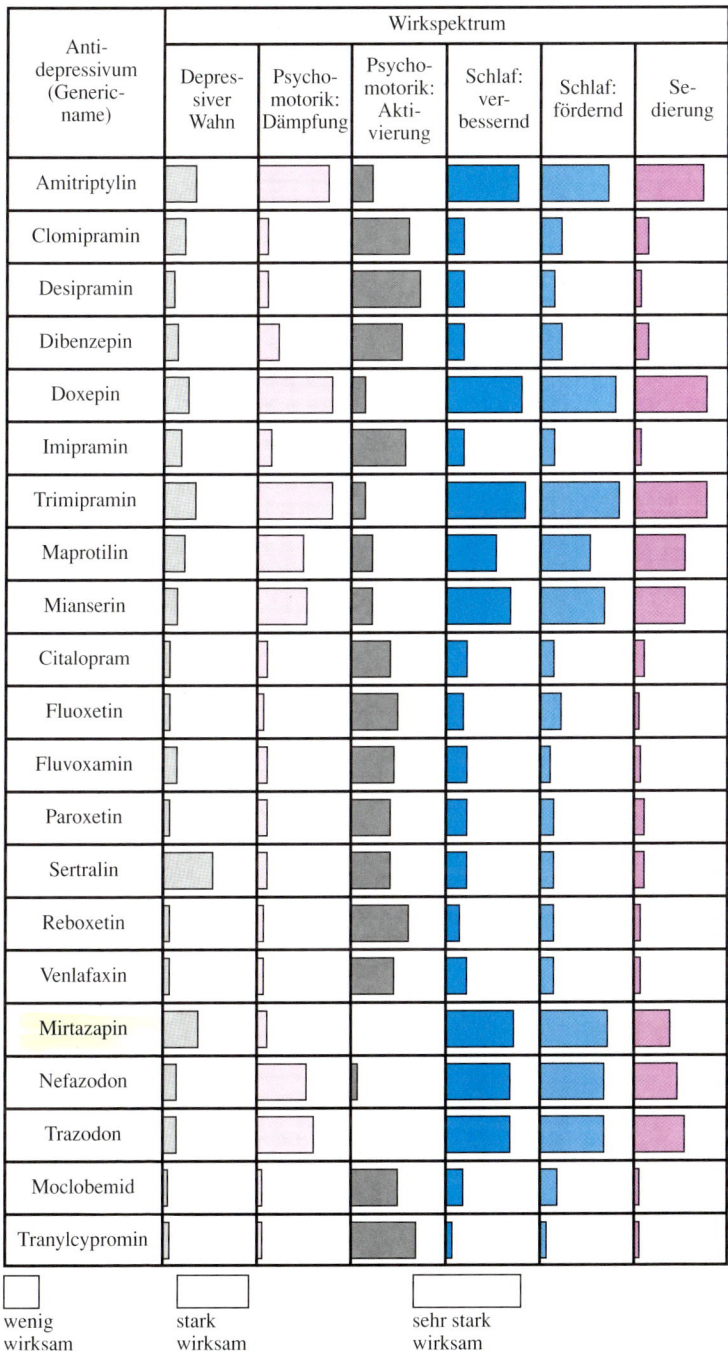

Anti-depressivum (Generic-name)	Wirkspektrum					
	Depres-siver Wahn	Psycho-motorik: Dämpfung	Psycho-motorik: Akti-vierung	Schlaf: ver-bessernd	Schlaf: fördernd	Se-dierung
Amitriptylin						
Clomipramin						
Desipramin						
Dibenzepin						
Doxepin						
Imipramin						
Trimipramin						
Maprotilin						
Mianserin						
Citalopram						
Fluoxetin						
Fluvoxamin						
Paroxetin						
Sertralin						
Reboxetin						
Venlafaxin						
Mirtazapin						
Nefazodon						
Trazodon						
Moclobemid						
Tranylcypromin						

wenig wirksam   stark wirksam   sehr stark wirksam

Tab. 7 b: Wirkspektrum einiger Antidepressiva
(Beurteilung mit dem Asolo-Schema, mod. u. erw. nach Rüther, E. et al., 1995)

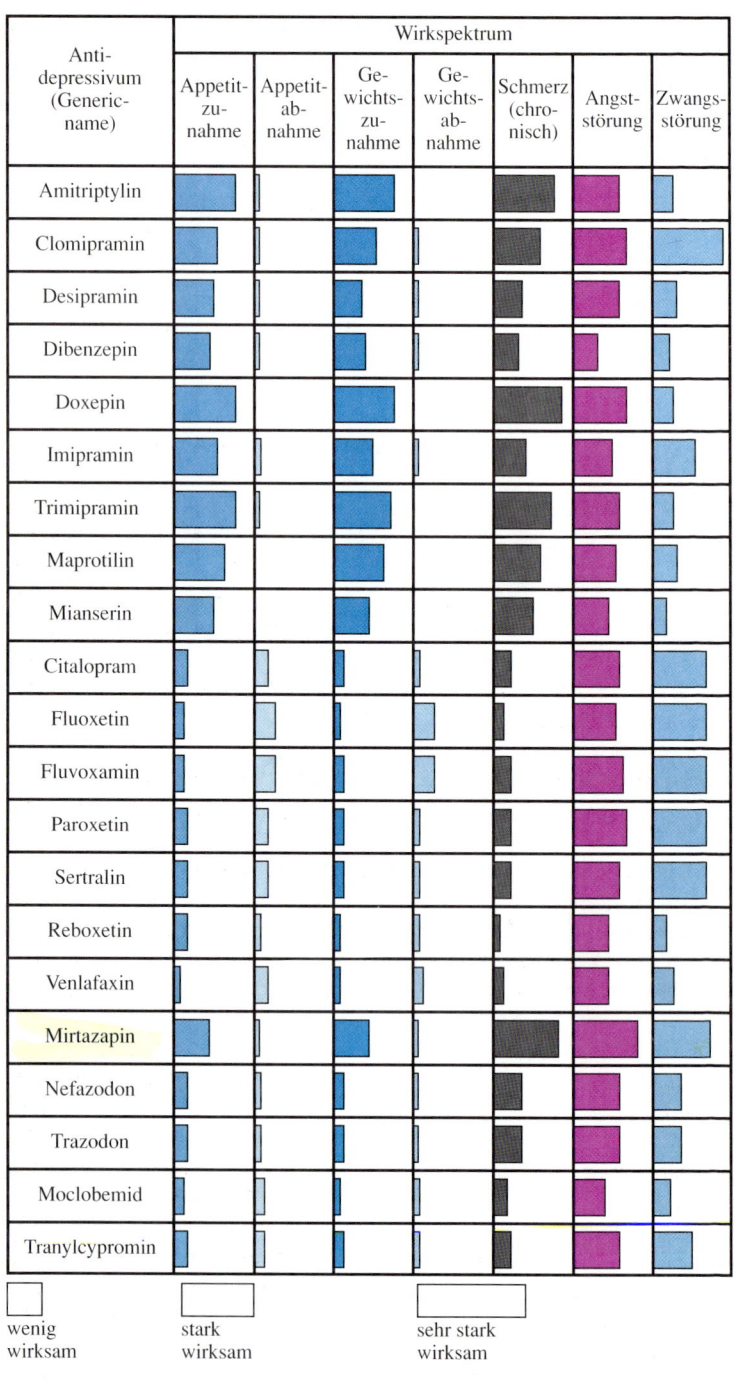

wenig
wirksam

stark
wirksam

sehr stark
wirksam

Tab. 7 c: Wirkspektrum einiger Antidepressiva
(Beurteilung mit dem Asolo-Schema, mod. u. erw. nach Rüther, E. et al., 1995)

Psychomotorik. Eine Aktivierung der Psychomotorik kann beim Patienten unerwünscht innere Unruhe auslösen ohne gleichzeitig den Antrieb zu verbessern bzw. zu steigern. Dagegen ist eine psychopharmakologisch induzierte psychomotorische Dämpfung bei einer schon bestehenden psychomotorischen Erregung, die vom Patienten meist als Unruhe erlebt wird, sinnvoll.

Der Terminus Angststörungen schließt Agoraphobie, Panikattacken, soziale Phobien, spezifische Phobien und generalisierte Angstsyndrome, die nicht im Rahmen einer depressiven Störung auftreten, ein.

Im Rahmen einer medikamentösen antidepressiven Therapie muß einer bestehenden Suizidalität stets besondere Aufmerksamkeit gewidmet werden. Daher sollte bei Verdacht auf Suizidhandlungen bevorzugt ein primär sedierendes, psychomotorisch dämpfendes Antidepressivum eingesetzt werden. Bei bestehender Suizidalität sowie bei agitiert-ängstlich depressiven Patienten sind Antidepressiva vom Desipramin-Typ (einschließlich MAO-Hemmer) in der Regel kontraindiziert. Durch ihre Antriebssteigerung können Suizidimpulse möglicherweise eher verstärkt werden. Weiterhin sollten für die Behandlung agitiert-depressiver Patienten mit Suizidalität selektive Serotonin-Wiederaufnahmehemmer und Venlafaxin nur in Kombination mit einem Sedativum, z. B. einem Benzodiazepin, angewandt werden. Vorteilhaft ist hier sicherlich die geringere Toxizität dieser Antidepressiva im Vergleich zu den klassischen Trizyklika im Falle eines Suizidversuchs. Möglicherweise führen die selektiven Serotonin-Wiederaufnahmehemmer sogar zu einem schnelleren Abklingen der Suizidalität depressiver Patienten.

Patienten, die auf die klassischen Antidepressiva der ersten Generation nicht ansprechen, sollten mit den neueren der zweiten bzw. dritten Generation behandelt werden und umgekehrt. Die noch oft geübte Praxis, bevorzugt die klassischen trizyklischen Antidepressiva anzuwenden, muß verständlicherweise beim Vorliegen von Kontraindikationen für Trizyklika, z. B. pathologischem EKG, Prostatahypertrophie, Glaukom und Ileus, verlassen werden. In dieser Situation sind dann die zum Teil besser verträglichen neueren Antidepressiva, die frei von den charakteristischen anticholinergen und teilweise kardiotoxischen Nebenwirkungen der Trizyklika sind, vorzuziehen.

SSRI

Insbesondere die neuen selektiven Serotonin-Wiederaufnahmehemmer (Citalopram, Fluoxetin, Fluvoxamin, Paroxetin, Sertralin) stellen als Antidepressiva der dritten Generation diesbezüglich einen bedeutenden Behandlungsfortschritt dar. In ihrer Wirksamkeit sind sie vergleichbar mit den bisher verwandten Standard-Antidepressiva. Für zahlreiche Patienten bedeuten die selektiven Serotonin-Wiederaufnahmehemmer (**SSRI**) somit eine wertvolle therapeutische Alternative. So ist es nicht erstaunlich, daß diese Antidepressiva in jüngster Zeit zunehmend auch als Therapeutika der ersten Wahl berücksichtigt werden. Im übrigen hat diese pharmakodynamische Substanzklasse in anderen westeuropäischen Ländern bereits eine sehr hohe Akzeptanz gefunden. Citalopram (Cipramil®, Sepram®) ist der selektivste SSRI, während Paroxetin (Seroxat®, Tagonis®) und Sertralin (Gladem®, Zoloft®) die potentesten Serotonin-Wiederaufnahmehemmer darstellen.

Kennzeichnend für Paroxetin ist das vorteilhafte Eigenschaftsprofil: Paroxetin entfaltet analog den anderen SSRI eine ausgeprägte antidepressive und anxiolytische Wirkung. Die Inzidenz von Agitationssymptomen ist unter einer Paroxetin-Therapie relativ gering. Aufgrund der günstigen Eliminationshalbwertszeit von ca. 24 Stunden kann eine tägliche Einmalgabe erfolgen. So ist eine gute Compliance garantiert und es besteht keine Kumulationsgefahr. Weiterhin ist durch Paroxetin keine nennenswerte Beeinträchtigung der psychomotorischen Leistungsfähigkeit und keine Tagessedierung gegeben. Eine Beeinflussung der Verkehrstauglichkeit ist im allgemeinen nicht zu erwarten. Anticholinerge Nebenwirkungen treten wesentlich seltener als unter Trizyklika auf, jedoch häufiger als bei anderen SSRI. Es zeigen sich keine klinisch signifikanten kardiovaskulären Wirkungen sowie keine Kardiotoxizität. Bemerkenswert ist auch, daß Paroxetin zu einer Normalisierung des veränderten physiologischen Schlafmusters führt. Schließlich existiert nur ein geringes Risiko bei Überdosierung in suizidaler Absicht (etwa 15% der Patienten mit schweren depressiven Episoden sterben durch Suizid; in England sind für annähernd 15% aller Todesfälle durch Suizid trizyklische Antidepressiva in Überdosierung verantwortlich!).

Wesentliche Wirkeigenschaften des Paroxetins lassen sich jedoch auch auf die anderen Serotonin-Wiederaufnahmehemmer übertragen. Ein erwähnenswerter Aspekt ist vielleicht die Wirksamkeit von Sertralin in Monotherapie bei psychotischer Depression.

Natürlich sind auch SSRI nicht frei von Nebenwirkungen. Es können bei 10-20% der mit SSRI behandelten Patienten serotonerge Nebenwirkungen (Agitation, Schlafstörungen, gastrointestinale Nebenwirkungen und sexuelle Dysfunktionen) auftreten.

Trotz ihres gemeinsamen Wirkmechanismus unterscheiden sich die diversen SSRI hinsichtlich ihrer chemischen Struktur und ihres chemischen Metabolismus. Von großer Relevanz ist die Beeinflussung von Enzymen des Cytochrom-P-450-Komplexes, der Arzneimittel abbaut (Tab. 8).

So führt Fluvoxamin zu einer ausgeprägten Hemmung von CYP1A2, das Substanzen wie Imipramin, Koffein oder Theophyllin metabolisiert (erhöhte Plasmaspiegel dieser Substanzen). Fluoxetin und Paroxetin inhibieren CYP2D6 und damit die Verstoffwechselung verschiedener Neuroleptika, Betablocker und Antiarrhythmika (Tab. 8 und 9; siehe auch Tab. 13 und das Kapitel „Beachtung von Arzneimittelwechselwirkungen", Seite 53).

Von Citalopram und Sertralin ist nur eine sehr schwache Hemmaktivität gegenüber CYP2D6 bekannt, die bei therapeutischer Dosierung keine Relevanz hat. Citalopram und Sertralin lassen sich demnach in der Regel problemlos mit diversen Arzneimitteln kombinieren, ein wesentlicher Vorteil, der gerade für die Behandlung multimorbider Patienten ausschlaggebend ist. Allerdings sollte unbedingt die Kombination von SSRI mit MAO-Hemmern, Clomipramin und anderen serotonergen Substanzen wegen der Gefahr eines Serotonin-Syndroms (extreme Agitiertheit, Hyperthermie, Rigor, Myoklonus, Verwirrtheit) vermieden werden.

Subsumierend kann gesagt werden, daß die SSRI aufgrund ihrer besseren Verträglichkeit besonders für eine Langzeittherapie (rezidivprophylaktische Wirkung) und die Behandlung älterer Patienten geeignet sind.

Ergänzend ist noch hervorzuheben, daß die selektiven Serotonin-Wieder-
aufnahmehemmer neben der antidepressiven Wirkung weitere Wirkeigen-
schaften besitzen, die eine gezielte Behandlung des Paniksyndroms, von
Zwangsstörungen, Eßstörungen und Impulskontrollstörungen ermöglichen.
Inzwischen zeigen klinische Daten eine zusätzliche Wirksamkeit von
Paroxetin bei der Behandlung der sozialen Phobie, der posttraumatischen
Belastungsstörung und der generalisierten Angststörung.

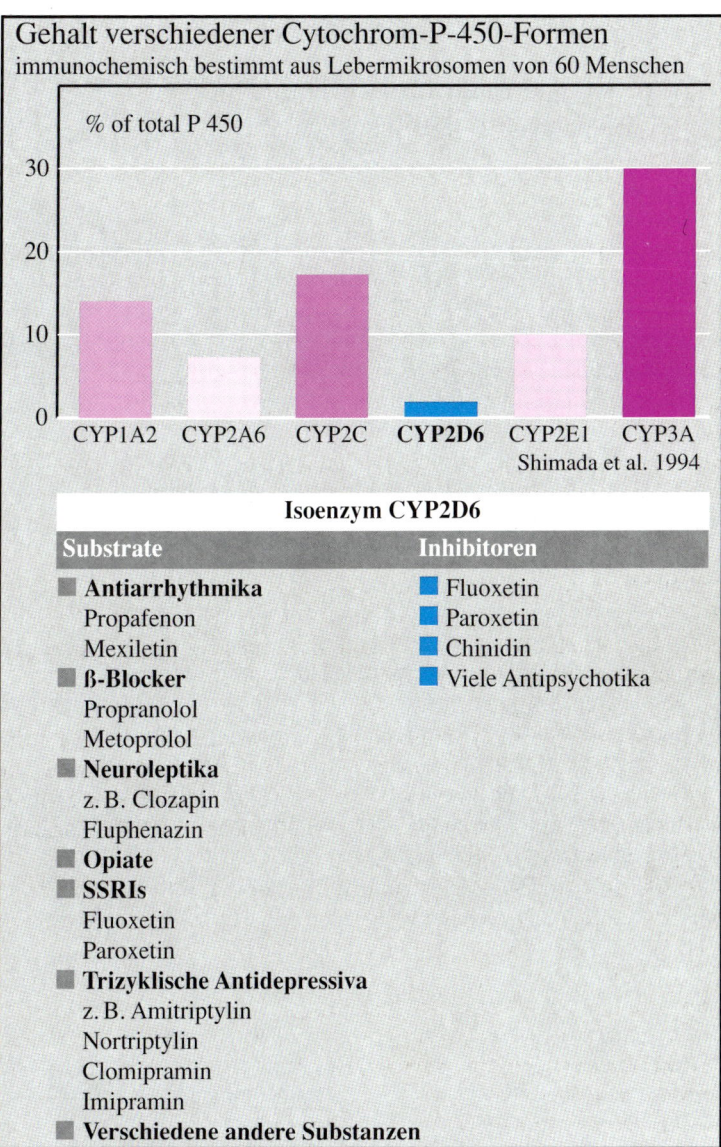

Gehalt verschiedener Cytochrom-P-450-Formen
immunochemisch bestimmt aus Lebermikrosomen von 60 Menschen

% of total P 450

Shimada et al. 1994

Isoenzym CYP2D6

Substrate	Inhibitoren
■ **Antiarrhythmika**	■ Fluoxetin
Propafenon	■ Paroxetin
Mexiletin	■ Chinidin
■ **ß-Blocker**	■ Viele Antipsychotika
Propranolol	
Metoprolol	
■ **Neuroleptika**	
z. B. Clozapin	
Fluphenazin	
■ **Opiate**	
■ **SSRIs**	
Fluoxetin	
Paroxetin	
■ **Trizyklische Antidepressiva**	
z. B. Amitriptylin	
Nortriptylin	
Clomipramin	
Imipramin	
■ **Verschiedene andere Substanzen**	

Tab. 8: Isoenzyme des Cytochrom-P-450-Systems:
Substrate und Inhibitoren

	1A2	2C	2D6	3A3/4
Citalopram		(+)	+	
Fluoxetin		+	+++	++
Fluvoxamin	+++	+		+++
Paroxetin			+++	
Sertralin		(+)	+	
(+) sehr gering + gering ++ mäßig +++ stark				

Tab. 9: Hemmpotential verschiedener SSRIs auf
Cytochrom-P-450-Isoenzyme

SNRI

Das nicht sedierende Venlafaxin (Trevilor®) aktiviert bei niedriger Dosierung vor allem das serotonerge System, während bei Dosiserhöhung zusätzlich das noradrenerge System stimuliert wird. Die gleichzeitige Aktivierung beider Signalkaskaden führt möglicherweise zu einer Wirkungssteigerung, die der TCA vergleichbar ist. Damit eignet sich Venlafaxin auch für die Behandlung chronisch therapierefraktärer Patienten. Die serotonergen Nebenwirkungen sind in etwa den SSRI vergleichbar. Hier führt allerdings die inzwischen eingeführte Retardform zu geringeren unerwünschten Wirkungen.Das Interaktionspotential ist günstig zu bewerten und die Substanztoxizität gering. Allerdings kann ein dosisabhängiger, klinisch relevanter Blutdruckanstieg auftreten.

NaSSA

Aufgrund noradrenerger und spezifisch serotonerger Wirkungen entfaltet Mirtazapin (Remergil®) seine ausgeprägte antidepressive Wirkung, zeigt aber kaum anticholinerge, kardiovaskuläre und serotonerge Nebenwirkungen. Interaktionen mit anderen Arzneimitteln sind beim Mirtazapin als gering zu bewerten. Bei Überdosierung ist Mirtazapin als sicher zu beurteilen. Der sedierende Effekt von Mirtazapin kann bei agitiert-depressiven Patienten und bei Patienten mit hoher Suizidalität gerade in den ersten Behandlungswochen sehr vorteilhaft sein. Mirtazapin eignet sich auch für die Behandlung chronisch therapierefraktärer Patienten. Außerdem ist inzwischen die gute Wirksamkeit von Mirtazapin bei Patienten mit Panikstörungen bestätigt worden. Vorteilhaft ist auch, daß Mirtazapin bei Bedarf infundiert werden kann.

DSA

Das beruhigend wirkende, dual-serotonerge Antidepressivum Nefazodon (Nefadar®: moderate Hemmung der Serotonin-Wiederaufnahme und verbesserte Stimulation der 5-HT1A-vermittelten Neurotransmission infolge der Blockade der postsynaptischen 5-HT$_2$-Rezeptoren) ist wie Trazodon in seiner antidepressiven Wirksamkeit dem Imipramin und Paroxetin gleichwertig. Da es keine Agitation auslöst, kann Nefazodon (wie auch das dual-serotonerge Antidepressivum Trazodon) bei agitiert-depressiven Patienten von Vorteil sein. Weitere klinisch relevante Vorteile sind die Verträglichkeit (kaum anticholinerge, alpha-1-adrenolytische Effekte), die schlafregulierende Wirkung und die fast fehlende Beeinträchtigung der Sexualfunktion. Allerdings können die möglichen hepatotoxischen Wirkungen von Nefazodon sehr problematisch sein. Vorsicht ist auch geboten bei gleichzeitiger Gabe von Arzneistoffen, die über das Cytochrom-P-450-3A4-Isoenzym metabolisiert werden, da Nefazodon eine hohe Affinität (starke Hemmwirkung) zu diesem Isoenzym besitzt. Die gleichzeitige Gabe von z. B. Terfenadin, Astemizol und Alprazolam ist daher streng kontraindiziert. Auch die Kombination von Nefazodon mit MAO-Hemmern, SSRI bzw. anderen serotonergen Substanzen sollte wegen des möglichen Risikos eines Serotonin-Syndroms auf jeden Fall vermieden werden.

NARI

Das neue Antidepressivum Reboxetin (Edronax®) hemmt selektiv und potent die Wiederaufnahme von Noradrenalin und zeigt darüber hinaus keine bedeutenden Aktivitäten in anderen Transmittersystemen. Vergleichsstudien mit trizyklischen Antidepressiva (z. B. Imipramin) und SSRI (Fluoxetin) zeigten eine äquivalente antidepressive Wirksamkeit, auch bei schwerer Depression, und für Reboxetin im Vergleich zu TCA einen schnelleren Wirkeintritt und eine bessere Verträglichkeit, charakterisiert durch weniger anticholinerge und kardiovaskuläre Wirkungen. Vor allem depressiv gehemmte Patienten können von einer Therapie mit dem Noradrenalin-Wiederaufnahmehemmer Reboxetin profitieren. Eine weitere Perspektive dieses Antidepressivums ist sein therapeutischer Einsatz bei SSRI-Nonresponse. Da auch Reboxetin deutlich die Vigilanz und Motivation erhöht, führt es zu einer ausgeprägten Verbesserung der bei depressiven Patienten eingeschränkten sozialen Aktivitäten.
Die wirksame Tagesdosis liegt im Bereich von 8 mg, verteilt auf 2 Tagesgaben. Das Interaktionspotential ist beim Reboxetin weitgehend günstig zu bewerten. Eine Kombinationsbehandlung mit MAO-Hemmern und Reboxetin sollte allerdings aufgrund ihrer Wirkmechanismen und dem daraus resultierenden möglichen Risiko (Tyramin-Effekt) vermieden werden. Die häufigsten unerwünschten Ereignisse unter Reboxetin sind Mundtrockenheit, Verstopfung, vermehrtes Schwitzen, Schlaflosigkeit und Miktionsstörungen.

Johanniskraut-Extrakt

Der therapeutische Einsatz von Johanniskrautzubereitungen (z. B. Jarsin®, Neuroplant®, Remotiv®) bei leichten bis mittelschweren Depressionen ist heute generell akzeptiert. Der Gesamtextrakt aus Johanniskraut gilt dabei als das therapeutische Wirkprinzip, da bisher für einzelne Inhaltsstoffe sichere Belege für deren klinische Wirksamkeit fehlen. Da einerseits der Gesamtextrakt als Wirkprinzip betrachtet wird und andererseits die Zusammensetzung der Extrakte von den Extraktionsbedingungen beeinflußt werden kann (Lösungsmittel, Dauer, Temperatur, Trennverfahren), muß für jeden Extrakt in gesonderten Prüfungen dessen klinische Wirksamkeit belegt werden.

Die Johanniskraut-Extrakte (z. B. Ze 117 und LI 160) erwiesen sich als äquivalent wirksam im Vergleich zu Imipramin und Fluoxetin. Die Hypericum-Extrakte sind besonders effektiv in der Therapie depressiver Patienten mit Angstsymptomen. Aufgrund seiner ausgezeichneten Verträglichkeit dürfte Johanniskraut-Extrakt mit nachgewiesener therapeutischer Wirksamkeit auch das Mittel der Wahl für den Alterspatienten mit einer leichten bis mittelschweren Depression darstellen.

Zu beachten sind jedoch potentielle Interaktionen zwischen Johanniskraut-präparaten und synthetischen Arzneimitteln. Neueste Daten zeigen, daß Hypericum im Sinne eines hepatischen Enzyminduktors den Metabolismus von Medikamenten, die in der Leber verstoffwechselt werden, beschleunigt.

Reversible MAO-Hemmer

Reversible MAO-Hemmer (Moclobemid: Aurorix®) zeigen im Vergleich zu ihren Vorgängern, den irreversiblen MAO-Hemmern (Tranylcypromin: Jatrosom N®), Vorteile.

Das Hauptproblem der irreversiblen MAO-Hemmer ist der sogenannte Tyramin-Effekt, d. h. bei gleichzeitiger Zufuhr tyraminhaltiger Nahrung kann es zum Anstieg des systolischen Blutdrucks bis hin zu schweren Hochdruckreaktionen kommen. Diese gefährliche Nebenwirkung wird bei Moclobemid nicht beobachtet. Allerdings scheint seine antidepressive Wirksamkeit bei schweren Krankheitsformen eingeschränkt zu sein. Vereinzelt können auch stärkere Agitationssymptome auftreten.

Leitlinien für den therapeutischen Umgang mit Antidepressiva

Aufklärung des Patienten

Vor Therapiebeginn muß der Patient über seine Krankheit, den vorgesehenen Behandlungsplan, die voraussichtliche Dauer der medikamentösen Behandlung und vor allem über die möglicherweise auftretenden Nebenwirkungen, die sonst als weitere Krankheitssymptome mißdeutet werden könnten, aufgeklärt werden (Tab. 10). Zusätzlich muß er informiert werden, daß die eigentliche antidepressive Wirkung häufig erst nach einer Woche, zum Teil aber auch erst nach zwei bis drei Wochen eintritt. Die Kenntnis der zeitlichen Latenz des antidepressiven Effekts und der Arzneimittelnebenwirkungen ist für die Patienten von eminenter Bedeutung, damit sie nicht vorzeitig infolge ausbleibender Wirkung oder aufgrund initial auftretender Nebenwirkungen die medikamentöse Therapie abbrechen.

Die Nebenwirkungen der Antidepressiva beruhen in erster Linie auf der Interaktion dieser Substanzen mit verschiedenartigen Rezeptoren. Art und Ausmaß möglicher unerwünschter Wirkungen hängen vorwiegend ab von Dosis, Behandlungsdauer, vom Wirkstoff, den Arzneimittelinteraktionen und der individuellen Disposition. Neben den anticholinergen Wirkungen mancher Antidepressiva haben bei einigen Präparaten klinisch die unerwünschten Wirkungen auf das Herz-Kreislaufsystem eine besondere Relevanz. Gefürchtete Nebenwirkungen, wie z. B. die Agranulozytose, sind äußerst selten.

Nebenwirkung	mögliche therapeutische Maßnahme
häufig auftretend:	
Akkommodationsstörungen	evtl. Dosisreduktion/ Umstellung auf Nicht-Trizyklika
Obstipation	Ballaststoffe, evtl. Lactulose
Mundtrockenheit	synthetischer Speichel/Mucinol®
Tremor	evtl. Dosisreduktion/niedrig dosierter Beta-Rezeptorenblocker, z. B. Dociton®
Müdigkeit	Hauptdosis am Abend
Hyperhidrosis	evtl. Dosisreduktion
orthostatische Hypotonie (Schwindel)	Dihydroergotamin, Umstellung auf nicht-trizyklische Antidepressiva
Tachykardie	evtl. fachärztliche Konsultation
allergische Reaktionen	Wechsel der Präparate
selten auftretend:	
Gewichtszunahme	Maß halten, Süßigkeiten meiden
Libidoreduktion	Aufklärung
kardiale Nebenwirkungen	nicht-trizyklische Antidepressiva
Harnsperre	Doryl®, evtl. Dosisreduktion/Umstellung auf nicht-trizyklische Antidepressiva
Delir	hohe Dosen, abrupte Dosisänderung und Kombination mit Neuroleptika sind zu vermeiden
epileptische Anfälle	

Tab. 10: Mögliche Nebenwirkungen insbesondere durch trizyklische Antidepressiva

Allgemeine Behandlungs- und Dosierungsrichtlinien

Individuelle Anpassung der Dosierung

Bei der Behandlung mit Antidepressiva ist die hohe interindividuelle Variabilität der Serumspiegel zu berücksichtigen. Dafür verantwortlich sind neben möglichen Wechselwirkungen mit anderen Pharmaka verschiedene pharmakokinetische Parameter:
Die Geschwindigkeit der Arzneistoffmetabolisierung, das Verteilungsvolumen, die Eiweißbindung und die Eliminationsgeschwindigkeit können von Patient zu Patient erheblich variieren. Daher muß die Dosierung des Antidepressivums stets sorgfältig und individuell auf den einzelnen Patienten abgestimmt werden, um bei ausreichender Serumkonzentration einen optimalen therapeutischen Effekt bei einem Minimum an Nebenwirkungen zu erzielen.
Grundsätzlich empfiehlt sich eine einschleichende Dosierung bis zur mittleren Tagesdosis (ambulant: in der Regel 50-75 mg eines trizyklischen Antidepressivums) bzw. zur Standard-Tagesdosis (in der Regel 75-150 mg eines trizyklischen Antidepressivums) innerhalb längstens einer Woche. Das individuelle Herantasten an die jeweils ausreichende, wirksame Dosis ist für den Therapieerfolg von entscheidender Bedeutung. Allerdings bei einer Behandlung mit bestimmten Serotonin-Wiederaufnahmehemmern (z. B. Citalopram, Paroxetin, Sertralin) muß in der Regel keine individuelle Anpassung der Dosierung erfolgen, so daß die Therapie von Anfang an mit einer täglichen, morgendlichen Einmalgabe von 20 mg Citalopram bzw. Paroxetin oder 50 mg Sertralin eingeleitet und in den meisten Fällen in dieser Dosierung beibehalten werden kann.
Bei älteren Patienten muß bezüglich der einschleichenden Dosierung noch behutsamer vorgegangen werden. Im höheren Alter liegt die Normal-Tagesdosis aufgrund langsamerer Wirkstoffmetabolisierung und geringerer Serumeiweißbindung oft bis zu 50% niedriger. Auch hier sind es in erster Linie die Nebenwirkungen, die die individuelle Dosisgrenze signalisieren. Es ist daher gar nicht selten, daß eine erhöhte Nebenwirkungsrate zu einer erheblichen Dosisreduktion oder sogar zum Absetzen des Präparates führen. Die neueren Antidepressiva, denen die anticholinergen und kardiotoxischen Wirkungen fehlen, können auch hier therapeutisch von Vorteil sein.

Häufigkeit der Medikamentengabe

Wie bei den Neuroleptika ist es auch bei den Antidepressiva aufgrund der zumeist entsprechend langen Eliminationshalbwertszeiten (Tab. 11) sinnvoll, die gesamte Tagesdosis in nur zwei Einzeldosen, am Morgen und am Abend, einzunehmen. Es hat sich zusätzlich als günstiger erwiesen, besonders bei den sedierenden Antidepressiva, die Hauptdosis (jeweils maximale Einzeldosis beachten!) am Abend zu verabreichen. Dadurch können gleichzeitig bestehende Schlafstörungen erfolgreich behandelt werden. Außerdem werden durch die Gabe der Hauptdosis am Abend die Nebenwirkungen, deren Wirkungsgipfel in die Nacht hinein verlagert wird, viel besser ertragen.

Anti-depressivum (Generic-name)	Handels-name	Halb-wertszeit in Std. (t 1/2)	(t 1/2) in Std. der aktiven Metabolite	pharmakologisch aktiver Metabolit
Amitriptylin	z. B. Saroten®	10 - 25	17 - 45	Nortriptylin
Amitriptylin-oxid	z. B. Equilibrin®	17,8	17 - 45	Amitriptylin, Nortriptylin
Citalopram	Cipramil®, Sepram®	33	–	–
Clomipramin	z. B. Anafranil®, Hydiphen®	15 - 25	25 - 50	Desmethylclomipramin
Desipramin	Pertofran®, Petylyl®	14 - 62	–	Hydroxy-Desipramin
Dibenzepin	Noveril®	4 (Einzeldosis)	–	–
Doxepin	z. B. Aponal®	8 - 25	33 - 80	Desmethyldoxepin
Fluoxetin	z. B. Fluctin®	2 - 7 Tage	ca. 7 Tage	Desmethylfluoxetin
Fluvoxamin	z. B. Fevarin®	17 - 22	–	–
Imipramin	z. B. Pryleugan®, Tofranil®	4 - 18	14 - 62	Desipramin
Lofepramin	Gamonil®	1,6 (unveränd. Substanz)	–	Desmethylimipramin
Maprotilin	z. B. Ludiomil®	31 - 55	–	Desmethyl-Maprotilin?
Mianserin	z. B. Tolvin®	21 - 61	–	z. B. Desmethyl-Mianserin?
Mirtazapin	Remergil®	30	–	–
Moclobemid	Aurorix®	1 - 4	–	–
Nefazodon	Nefadar®	2 - 4	1,5 - 4	z. B. Hydroxy-Nefazodon
Nortriptylin	Nortrilen®	17 - 45	–	–
Paroxetin	Seroxat®, Tagonis®	ca. 24	–	–
Reboxetin	Edronax®	13	–	–
Sertralin	Gladem®, Zoloft®	26	–	–
Tranylcypromin	Jatrosom N®	1,25 - 1,75	–	–
Trazodon	Thombran®	10 - 12	–	–
Trimipramin	z. B. Herphonal®, Stangyl®	22 - 26	–	Desmethyl-Trimipramin
Venlafaxin	Trevilor®	5	11	O-Desmethylvenlafaxin
Viloxazin	Vivalan®	2,8 - 4,2	–	–

Tab. 11: Eliminationshalbwertszeiten diverser Antidepressiva

Neben der möglichen Verabreichung von zwei Einzeldosen pro Tag ist es auch bei der Mehrzahl der trizyklischen Antidepressiva infolge der besonderen Kinetik praktikabel, die Tagesdosis in Form einer Einzeldosis (jeweils maximale Einzeldosis beachten!) vorwiegend abends zu verabfolgen. Allerdings können dabei initial auftretende Wirkstoffkonzentrationsspitzen unter Umständen die Verträglichkeit des Antidepressivums nachteilig beeinflussen. Hier hat sich dann z. B. die Gabe der Retardform vom Amitriptylin hervorragend bewährt.

Schließlich darf nicht vergessen werden, daß eine Reduzierung der Häufigkeit der Medikamentengabe die Einnahmezuverlässigkeit (Compliance) steigert. Letztlich wird durch die nur ein- bzw. zweimalige Verabfolgung das Risiko einer möglichen Wirkstoffkumulation vermindert.

Im Gegensatz zu dieser Gruppe von Antidepressiva mit vorwiegend abendlicher Gabe sollten antriebssteigernde und aktivierende Antidepressiva vom Desipramin-Typ wegen der eventuellen Auslösung von Schlafstörungen nicht nach 16 Uhr verabreicht werden.

Eintritt der Wirkung

Während die angstlösenden und dämpfenden Wirkungen sofort mit dem Beginn der Behandlung mit entsprechenden Antidepressiva in Erscheinung treten können, tritt die eigentliche antidepressive Wirkung frühestens nach einer Woche, teilweise aber auch erst nach zwei oder sogar drei Wochen ein. Auch die neueren Antidepressiva zeigen in der Regel keinen schnelleren Wirkungseintritt.

Daher darf ein Antidepressivum, sofern eine therapeutisch ausreichende Dosierung gewählt wurde, wegen Wirkungslosigkeit frühestens nach der dritten Behandlungswoche ausgewechselt werden.

Behandlungsdauer

Die Dauer einer medikamentösen antidepressiven Therapie beträgt mindestens 6-18 Monate. Da erfahrungsgemäß depressive Phasen sich zumeist über drei bis sechs Monate, manchmal sogar über ein Jahr erstrecken, sollte eine Behandlung mit Antidepressiva konsequent mindestens sechs Monate durchgeführt werden. Kürzere Therapiezeiten erhöhen das Rückfallrisiko. Durch eine erfolgreiche antidepressive Therapie wird in einem angemessenen Zeitraum eine Remission der depressiven Symptomatik erreicht (Akuttherapie: meist 4-6 Wochen). Da aber die depressive Phase noch eine unbestimmte Zeit latent weiterbestehen kann, ist es von ausschlaggebender Bedeutung, das Antidepressivum in Form einer Erhaltungstherapie zur Symptomsuppression bis zum kompletten Abklingen der depressiven Phase (mindestens 6-18 Monate) weiter zu geben (Abb. 9). Hierbei sollte die Dosierung der Dosierung entsprechen, mit der eine vollständige Remission der depressiven Symptome erreicht wurde. Dadurch ist auch die Gefahr eines Rückfalls gemindert.

Zum anderen hat sich zur Verhinderung eventuell nachfolgender depressiver Phasen eine Phasenprophylaxe mit Lithium bei bipolar-depressiver

Symptomatik bzw. auch mit Antidepressiva bei unipolar-depressiver Symptomatik bewährt.

Bei vorgesehener Beendigung einer erfolgreichen antidepressiven Therapie muß das Antidepressivum sehr langsam ausschleichend (zum Teil über mehrere Wochen hinweg) abgesetzt werden, wobei z. B. bei zwei Einzeldosen pro Tag die Abenddosis erst in den letzten zwei Wochen abgebaut werden sollte.

Falls eine antidepressive Behandlung, wenn die Voraussetzungen dafür vorliegen (siehe nachfolgende Indikationen), sehr lange, auch über Jahre hinweg (rezidivprophylaktische Langzeittherapie für vorerst 5 Jahre), durchgeführt werden muß, eignen sich dazu die gut untersuchten trizyklischen Antidepressiva, vorausgesetzt, daß keine gravierenden Nebenwirkungen auftreten. Auch insbesondere für die gut verträglichen selektiven Serotonin-Wiederaufnahmehemmer liegen bereits vergleichbare Langzeitresultate vor.

Bekanntlich rezidiviert die unipolare Depression bei 40-80% der Kranken. Jedes Rezidiv ist mit dem Risiko suizidaler Handlungen behaftet. Mit zunehmender Zahl an Rezidiven steigt die Gefahr weiterer Rezidive. Gleichzeitig sinkt die Lebensqualität für den Betroffenen. Daher ist eine adäquate rezidivprophylaktische Langzeittherapie insbesondere indiziert bei:
• drei und mehr Episoden
• zwei und mehr Episoden in fünf Jahren
• familiärer Belastung
• schwerer Krankheitsepisode
• raschem Auftreten der zweiten Episode
• Ersterkrankungsalter über 50 Jahre

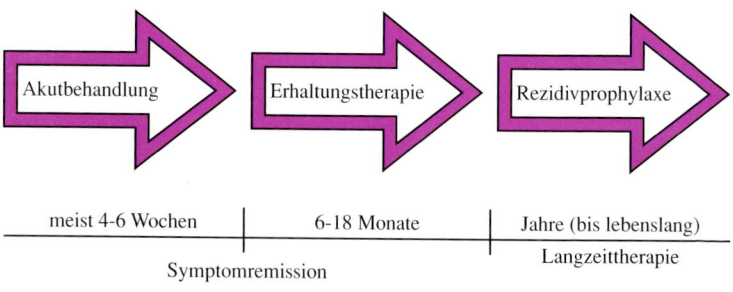

| meist 4-6 Wochen | 6-18 Monate | Jahre (bis lebenslang) |

Symptomremission   Langzeittherapie

Abb. 9: Behandlungsphasen einer Depression

Regelmäßige Routineuntersuchungen

Bei der Behandlung mit Antidepressiva sind eine Reihe von regelmäßigen Laborkontrollen erforderlich. Sie betreffen vor allem die Überprüfung der Nieren- und Leberfunktion sowie der Kreislaufsituation und des Blutbildes. Das Risiko einer Blutzellschädigung unter einer Therapie mit Antidepressiva ist sehr viel geringer als unter einer Behandlung mit niederpotenten Neuroleptika. Bei einer Behandlung mit nichttrizyklischen Antidepressiva sind regelmäßige Blutbildkontrollen nicht in der Häufigkeit wie bei Therapie mit

Trizyklika erforderlich (bei Mianserin sind allerdings diesbezüglich entsprechende Hinweise in der Produkt-Gebrauchsinformation der Hersteller zu beachten).

Aufgrund möglicher hepatotoxischer Wirkungen von Nefazodon sollten während des ersten Behandlungsjahres mit Nefazodon Leberenzymkontrollen in Abständen von circa vier bis sechs Wochen durchgeführt werden.

EKG-Ableitungen sind auf jeden Fall vor Therapiebeginn und nach einem Monat der Behandlung durchzuführen. Bei fehlenden EKG-Veränderungen, fehlenden kardiovaskulären Störungen und Patienten unter 60 Jahren sind EKG-Kontrollen während der weitergeführten Therapie nicht erforderlich. Jedoch bei allen Patienten über 60 Jahre, die mit Trizyklika behandelt werden, sollte auch bei unauffälligem Ausgangsbefund danach das EKG halbjährlich überprüft werden. Liegt aber ein pathologisches EKG vor, müssen die Kontrollen während einer Therapie mit Antidepressiva häufiger erfolgen. Bei schwerwiegenden kardialen Störungen sollte das applizierte Antidepressivum unbedingt abgesetzt werden.

EEG-Untersuchungen sind vor Therapiebeginn und in den ersten vier Wochen der antidepressiven Behandlung anzuraten. Bei pathologischem Befund muß das EEG unter einer Antidepressivatherapie regelmäßig kontrolliert werden. Die zeitlichen Abstände der wesentlichen Untersuchungen müssen zunächst kurz und können später länger sein (Tab. 12). Entscheidend ist, daß alle notwendigen Laborkontrollen wegen der rechtzeitigen Erkennung von Kontraindikationen auch vor Therapiebeginn vorgenommen werden. Prinzipiell sollte sich die Erfordernis von Kontrolluntersuchungen an den individuellen Gegebenheiten des therapeutischen Einzelfalles orientieren.

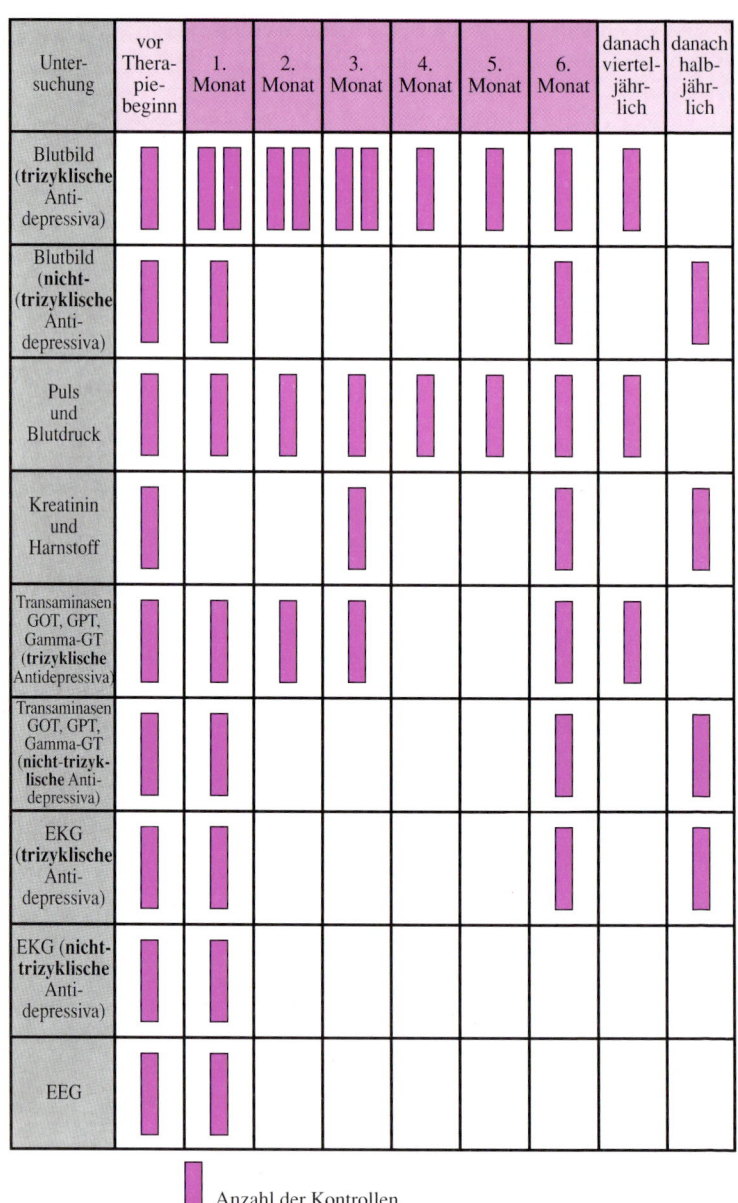

Anzahl der Kontrollen

Tab. 12: Vorschlag für notwendige Untersuchungen
unter einer Therapie mit Antidepressiva
(modifiziert nach Benkert/Hippius, 1996)

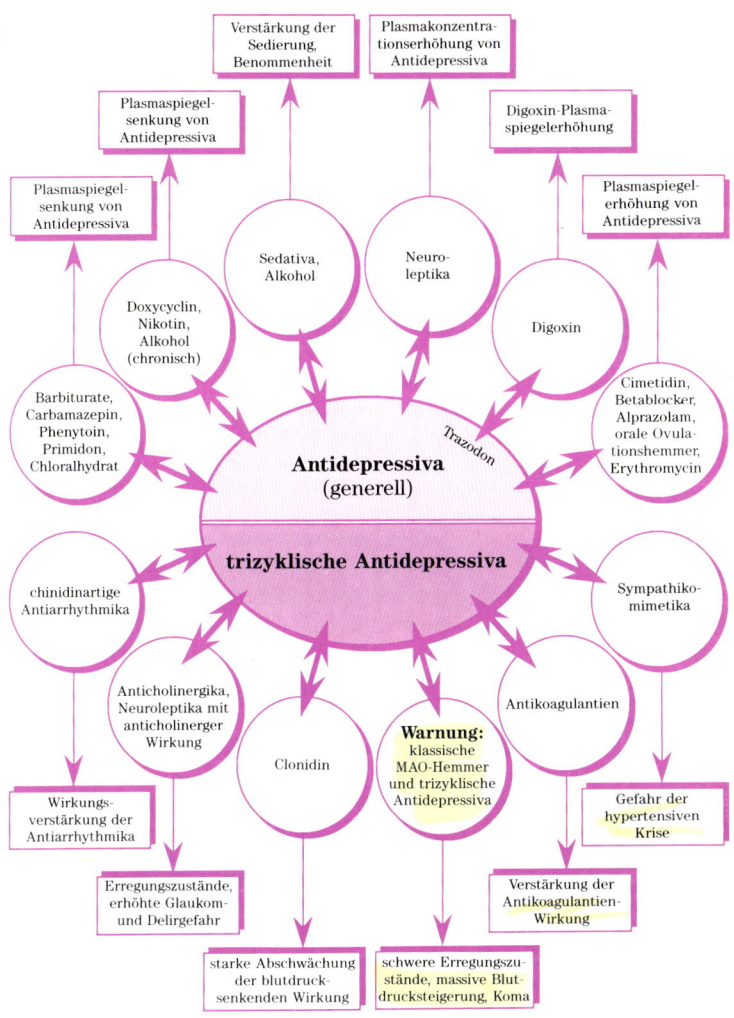

Abb. 10: Wechselwirkungen der Antidepressiva mit anderen Medikamenten

Beachtung von Arzneimittelwechselwirkungen

Die genaue Beachtung der Wechselwirkungen von Antidepressiva mit anderen Arzneimitteln ist insofern von Bedeutung, weil Antidepressiva hauptsächlich bei Patienten in der zweiten Lebenshälfte zur Anwendung kommen, bei denen aufgrund diverser zusätzlicher Erkrankungen gleichzeitig weitere Pharmaka gegeben werden müssen. Zum Beispiel könnte der aufgrund einer Arzneimittelinteraktion deutlich erniedrigte Antidepressiva-plasmaspiegel die Ursache für den ausbleibenden therapeutischen Effekt sein. Andererseits könnte in diesem Zusammenhang eine stark erhöhte Antidepressivaplasmakonzentration die höhere Nebenwirkungsquote erklären (siehe Abb. 10).

Im Rahmen von Untersuchungen pharmakokinetischer Arzneimittelinteraktionen konzentriert sich die Forschung in jüngster Zeit immer mehr auf die mögliche Beeinflussung von Isoenzymen des Cytochrom-P-450-Systems, die Arzneimittel metabolisieren. Nach bisherigem Kenntnisstand wird die Mehrzahl der Pharmaka über die beiden Monooxigenasen CYP3A und CYP2D6 abgebaut. Die intensive Hemmung diverser Isoenzyme durch bestimmte Arzneimittel führt folglich zu einem Anstieg der Plasmakonzentrationen entsprechender Substrate. Dadurch können vermehrt Nebenwirkungen bzw. toxische Reaktionen ausgelöst werden. Diese Interaktionen sind besonders von Relevanz für Arzneimittel mit geringer therapeutischer Breite (z. B. Theophyllin, trizyklische Antidepressiva, Antiarrhythmika). Die neueren Antidepressiva wurden diesbezüglich besonders gründlich untersucht (Tab. 13). So führt beispielsweise Fluvoxamin über die Hemmung von CYP1A2 zur Inhibition der Metabolisierung von Theophyllin als Komedikation mit vermehrt resultierenden Theophyllin-Nebenwirkungen. Eine Dosisreduktion der Komedikation kann hier unter Umständen die Nebenwirkungen begrenzen. Fluoxetin inhibiert CYP2D6 und somit die Verstoffwechselung diverser Neuroleptika, Betablocker und Antiarrhythmika. Nefazodon übt eine starke Hemmwirkung auf CYP3A4 aus, sodaß daher die gleichzeitige Gabe von z. B. Astemizol und Terfenadin wegen des Risikos schwerwiegender Nebenwirkungen streng kontraindiziert ist (Tab. 13). Citalopram und Sertralin zeigen vergleichsweise ein günstiges Interaktionspotential. Bei erforderlicher Komedikation ist hier weniger mit klinisch relevanten Interaktionen zu rechnen. Aufgrund möglicher, teilweise sogar lebensbedrohlicher pharmakodynamischer Interaktionen muß jedoch eine Kombination von serotonergen Antidepressiva (insbesondere SSRI, Clomipramin, Nefazodon, Venlafaxin) untereinander, mit MAO-Hemmern und anderen serotonergen Substanzen vermieden werden (Risiko eines Serotonin-Syndroms). Das Serotonin-Syndrom ist die Folge einer exzessiven Stimulation von Serotonin-5-HT1A-Rezeptoren und äußert sich in extremer Agitiertheit, Hyperthermie, Rigor, Myoklonus, Tremor, Verwirrtheit. Da das Risiko eines Serotonin-Syndroms abhängig vom applizierten Antidepressivum auch nach Absetzen des Präparates noch eine gewisse Zeit fortbestehen kann, müssen bei der Umstellung auf andere Antidepressiva (vor allem MAO-Hemmer) entsprechende medikamentenfreie Intervalle (häufig 2 Wochen) eingehalten werden.

	Cytochrom-P-450-Isoenzyme				
	CYP1A2	CYP2C9/10	CYP2C19	CYP2D6	CYP3A3/4
Substrate (Pharmaka-metaboli-sierung)	**Trizyklische Anti-depressiva:** z. B. Amitriptylin, Clomipramin, Imipramin Clozapin Zotepin Propranolol Coffein Theophyllin Paracetamol Warfarin	Phenytoin Tolbutamid Warfarin	**Trizyklische Anti-depressiva:** Amitriptylin, Clomipramin, Imipramin **SSRI:** Citalopram Hexobarbital Diazepam Propranolol Omeprazol	**Antiarrhyth-mika:** z. B. Flecainid, Mexiletin, Propafenon **Betablocker:** z. B. Metoprolol, Propranolol, Timolol **Neuroleptika:** z. B. Haloperidol, Clozapin, Fluphenazin, Perphenazin, Risperidon, Sertindol, Thioridazin **Trizyklische Anti-depressiva:** z. B. Amitriptylin, Clomipramin, Desipramin, Imipramin, Nortriptylin, Trimipramin **SSRI:** Fluoxetin, Paroxetin Venlafaxin Morphin-derivate Codein, Dextrome-thorphan Amphetamin	**Antiarrhyth-mika:** z. B. Amiodaron, Chinidin, Propafenon **Trizyklische Anti-depressiva SSRI:** Sertralin **Benzo-diazepine:** z. B. Alprazolam, Clonazepam, Diazepam, Midazolam **Calcium-antagonisten:** z. B. Diltiazem, Felodipin, Nifedipin, Verapamil **Antihista-minika:** z. B. Astemizol, Terfenadin **Hormone:** z. B. Cortisol, Estradiol, Progesteron Carbama-zepin, Ciclosporin, Clozapin, Zotepin, Reboxetin, Erythromycin, Omeprazol, Tamoxifen, Lovastatin
Inhibitoren	Fluvoxamin (+++)		Fluoxetin (+) Fluvoxamin (+++)	Citalopram (+) Fluoxetin (+++) Paroxetin (+++) Sertralin (+) Venlafaxin (+)	Fluoxetin (+) Fluvoxamin (+++) Nefazodon (+++) Ketoconazol Itraconazol Cimetidin
	Hemmwirkung auf CYP450-Isoenzyme: (+) = gering (++) = mäßig (+++) = stark				

Tab. 13: Bedeutende Cytochrom-P-450-Isoenzyme:
Substrate und Inhibitoren

Vorgehen bei unzureichendem therapeutischen Effekt und Therapieresistenz

Wenn auch ein relativ hoher Prozentsatz (60-70%) der depressiven Erkrankungen erfolgreich mit dem zuerst gegebenen Antidepressivum behandelt werden kann, ist es gar nicht so selten, daß das gewünschte Therapieziel mit dem angewandten Antidepressivum nicht erreicht wird. Die möglichen Gründe hierfür können vielfältig sein. Sie können z. B. in einer falschen Wahl des Antidepressivums, in einer zu kurzen Behandlungsdauer, in einer zu niedrigen Dosierung oder sogar in einem übereilten Arzneimittelwechsel liegen. Erst nach kritischer Überprüfung aller möglichen Gründe sind die Voraussetzungen für eine Änderung des therapeutischen Vorgehens geklärt. Auch eine mögliche Therapieresistenz auf Antidepressiva ist in Erwägung zu ziehen. In der Regel wird das Nichtansprechen auf mindestens zwei Antidepressiva, die in genügend hoher Dosis und genügend langer Dauer (meist 4 Wochen) verabreicht wurden, als Therapieresistenz definiert.

Das therapeutische Vorgehen bei unzureichendem therapeutischen Effekt und Therapieresistenz kann in folgenden Maßnahmen bestehen:

1. Erhöhung der Dosis

Wenn unter Gabe einer Standarddosis eines Antidepressivums nach zwei bis drei Wochen kein ausreichender therapeutischer Effekt gegeben ist, kann die Tagesdosis vorsichtig erhöht werden (Durchführung ist eventuell in der Klinik anzuraten). Hierbei ist eine individuelle Anpassung der Dosierung aufgrund von Messungen der Plasmakonzentrationen besonders zu empfehlen. Bei Therapieresistenz sind die Patienten unter Umständen auf einen Mindestserumspiegel einzustellen (z. B. für Amitriptylin + Nortriptylin/z. B. Saroten® > 100 ng/ml; cave: gewünschte Serumspiegel nicht in allen Fällen einstellbar!). Mit einer Zunahme der Nebenwirkungen muß bisweilen gerechnet werden. Entscheidend für den Therapieerfolg ist auch, daß gleichzeitig auf eine ausreichend lange Behandlungsdauer geachtet wird.

2. Durchführung einer Infusionstherapie

Nach Feststellung der Wirkungslosigkeit eines oral gegebenen Antidepressivums kann eine Antidepressiva-Infusionstherapie versucht werden. Für die langsame intravenöse Infusion stehen verschiedene infundierbare Antidepressiva (z. B. Amitriptylin, Clomipramin, Doxepin, Maprotilin, Mirtazapin, Trimipramin), die in der Regel mit steriler physiologischer Kochsalzlösung (Mirtazapin meist mit einer 5%igen Glukoselösung) entsprechend verdünnt werden, zur Verfügung. Als Infusionszeit sind mindestens eineinhalb Stunden vorzusehen. Um Kreislaufregulationsstörungen zu vermeiden, sollten die Patienten nach Beendigung der Tropfinfusion noch mindestens eine halbe Stunde liegen bleiben. Abhängig von der Verträglichkeit kann die Antidepressiva-Dosierung entsprechend den Empfehlungen der Hersteller in den folgenden Tagen gesteigert werden. Im Gegensatz zur Infusionsbehandlung mit sedierenden Antidepressiva, die abends erfolgen kann, hat sich die Infusionstherapie mit psychomotorisch eher aktivierenden Substanzen als vorteilhaft erwiesen, wenn sie vormittags durchgeführt wurde.

Auch eine Kombination zweier Antidepressiva mit gegensätzlichen biochemischen Wirkungsschwerpunkten wie Maprotilin und Clomipramin (spezifische Noradrenalin- bzw. Serotonin-Wiederaufnahmehemmung) im Rahmen einer Infusionstherapie führt bei Therapieresistenz manchmal noch zu positiven therapeutischen Resultaten. Die wesentlichen Vorteile der Durchführung einer Antidepressiva-Infusionstherapie können in einer Sicherstellung der Compliance, in einem rascheren Wirkungseintritt, in der gewünschten verstärkten Wirkung des hohen Anteils an Antidepressiva-Muttersubstanz, der unter Umständen niedrigeren Dosierung und damit besseren Verträglichkeit liegen. Sicherlich kann auch der psychologische Effekt einer Infusionstherapie aufgrund intensiverer Zuwendung des therapeutischen Personals den Behandlungserfolg positiv beeinflussen.

3. Wechsel des Antidepressivums (Sequentielle Folgetherapie)

Falls trotz Erhöhung der Dosis nach zwei weiteren Wochen kein ausreichender therapeutischer Effekt erzielt wird, sollte auf ein anderes Antidepressivum, das einer anderen Substanzklasse angehört bzw. das eine andere biochemische Wirkungscharakteristik aufweist, übergegangen werden. Tab. 14 zeigt die unterschiedlichen biochemischen Wirkungscharakteristika einiger Antidepressiva. Die praktische Erfahrung hat nämlich gezeigt, daß Patienten unterschiedlich auf Antidepressiva mit unterschiedlichem biochemischen Wirkungsprofil ansprechen können. Tritt durch ein trizyklisches Antidepressivum, wie z. B. Amitriptylin oder Doxepin (Noradrenalin- sowie Serotonin-Wiederaufnahmehemmung) keine ausreichende Besserung ein, kann z. B. auf Maprotilin oder Reboxetin (selektive Noradrenalin-Wiederaufnahmehemmung) übergegangen werden. Zeigt sich auch hier Therapieresistenz, kann schließlich z. B. Sertralin (selektive Serotonin-Wiederaufnahmehemmung) gewählt werden. Zweifelsohne ist auch ein Vorgehen in umgekehrter Reihenfolge möglich und vorzuziehen. Überhaupt sind jetzt durch die Einführung neuer Antidepressiva zahlreiche Variationsmöglichkeiten gegeben. Auf eine jeweils ausreichend lange Behandlungsdauer und eine ausreichende Dosierung ist dabei stets zu achten.

4. Einsatz von Monoaminoxidasehemmern

Als weitere Alternative bei unzureichendem therapeutischen Erfolg bieten sich aufgrund des besonderen biochemischen Wirkungsprofils unter bestimmten Voraussetzungen die Monoaminoxidase (MAO)-Hemmer (Moclobemid, Tranylcypromin) an (siehe auch Kapitel „Biochemische Wirkungsweise der Antidepressiva"). Während Moclobemid (Aurorix®) selektiv die MAO-A hemmt (bedeutsam für die antidepressive Wirksamkeit), inhibiert Tranylcypromin (Jatrosom® N) nicht selektiv die beiden MAO-Enzyme A und B mit dem Ergebnis eines lang andauernden Effektes (die MAO-Hemmung dauert noch mindestens zwei Wochen nach Absetzen des Präparates an). Aufgrund schwerwiegender Nebenwirkungen, vor allem ausgeprägter Blutdrucksteigerungen, wurden die nicht selektiven MAO-Hemmer in der Regel nur mehr als Reserveantidepressiva eingesetzt.
Hauptindikationsgebiete für MAO-Hemmer stellen vorwiegend depressive Syndrome mit Angst, aber auch gehemmt-depressive Syndrome, atypische

Biochemisches Wirkungscharakteristikum	Antidepressivum
Noradrenalin- und Serotonin-Wiederaufnahmehemmung	Amitriptylin Doxepin Imipramin
selektive Serotonin-Noradrenalin-Wieder-aufnahmehemmung (SNRI)	Venlafaxin
selektive Noradrenalin-Wiederaufnahmehemmung	Maprotilin
vorwiegend Noradrenalin-Wiederaufnahmehemmung	Desipramin Dibenzepin Nortriptylin
hochselektive Noradrenalin-Wiederaufnahmehemmung (NARI)	Reboxetin
hochselektive Serotonin-Wiederaufnahmehemmung (SSRI)	Citalopram Fluvoxamin Fluoxetin Paroxetin Sertralin
vorwiegend Serotonin-Wiederaufnahmehemmung	Clomipramin
dual-serotonerge Wirkung (DSA)	Nefazodon Trazodon
vorwiegend noradrenerge Wirkung	Mianserin
noradrenerge und spezifisch serotonerge Wirkung (NaSSA)	Mirtazapin
andersartige Sensibilisierung neuronaler Strukturen	Trimipramin
selektiver MAO-A-Hemmer nicht selektiver MAO-A- und B-Hemmer	Moclobemid Tranylcypromin

Tab. 14: Biochemische Wirkungscharakteristika
einiger Antidepressiva

Tab. 15: Die folgenden Diätrichtlinien für Patienten, die klassische MAO-Hemmer einnehmen, gelten 1 Tag vor bis 14 Tage nach der entsprechenden Medikation

■ Es dürfen nur frisch zubereitete bzw. unmittelbar nach Öffnen der Konserven oder Entnahme aus dem Gefrierfach zubereitete Nahrungsmittel verzehrt werden.

■ 1 Tag vor, während und bis 14 Tage nach der Behandlung mit Jatrosom® N ist der Verzehr einer Reihe von Nahrungsmitteln unbedingt zu vermeiden. Es sind dies Nahrungsmittel, die manchmal Stoffe enthalten, die bei Behandlung des Patienten mit Jatrosom® N den Blutdruck gefährlich erhöhen können. Solche Nahrungsmittel/Getränke, die gegenwärtig bekannt sind, sind 1 Tag vor, während und bis 14 Tage nach einer Behandlung mit Jatrosom® N unbedingt zu meiden:

Nahrungs-mittel:	• Käse in jeglicher Form
	• alle Nahrungsmittel, die Käse enthalten:
	  z. B. Pizza, Fondue, viele italienische Speisen,
	  Salat-Dressings, Raclette.
	• Frischer Hüttenkäse, Frischkäse, Joghurt, Quark, Saure Sahne
	• Alle fermentierten oder nicht frischen Speisen, bes. gealtertes
	  Fleisch von Wild, Schlachttieren, Geflügel oder Fisch;
	  mit Zartmachern behandeltes Fleisch; Corned beef; Salami,
	  fermentierte Würste (wie Peperoni-Wurst); gepökelter Hering.
	• Leber, Pasteten aus Fleisch oder Leber von Wild, Schlachttieren,
	  Geflügel oder Fisch und Leberwurst.
	• Hülsen von dicken Bohnen (Saubohnen).
	• Fleischextrakte (Suppen, Soßen, Brühwürfel) und mit ihnen
	  zubereitete Nahrung.
	• Hefe und Hefeprodukte wie Hefeextrakte und -hydrolysate
	  sowie die mit ihnen zubereitete Nahrung (z. B. Suppen und
	  Brühwürfel); Backwaren auf Hefebasis sind erlaubt.
	• getrocknete Früchte wie:
	  Bananen, Feigen, Rosinen.
	• frische Früchte: Ananas, Avocados, Bananen, besonders über-
	  reife.
	• Sauerkraut, Rote Bete, Rhabarber, Süßholz, Pilze.
	• Schokolade, Kakao, Anchovis, Kaviar, Saurer Hering, Curry-
	  pulver, Worcestershire Sauce, Soja-Sauce, Lakritze, Schnecken,
	  Eiweißpräparate für Sportler.

Getränke:	• Kaffee, Cola in übermäßigen Mengen, alkoholische Getränke;
	  Rotwein, Sherry, Vermouth, Cognac, Bier, auch alkoholfreies
	  Bier und alkoholfreier Wein, andere alkoholische Getränke,
	  z. B. Gin, Wodka, Whisky.
	
	(Quelle: JENIKE, M.A. 1984: The Use of Monoamine Oxidase Inhibitors in the Treatment of Elderly, Depressed Patients. J. Am. Geriatr. Soc. 32, 571-575)

(modifiziert nach Procter & Gamble Pharmaceuticals)

Depressionen und therapieresistente Depressionen dar. Durch die Blockade der MAO-Enzyme während einer Therapie mit Tranylcypromin kann das mit der Nahrung aufgenommene Tyramin nicht mehr abgebaut werden, so daß ein Verzehr tyraminreicher Nahrungsmittel zu einer hypertonen Krise führen kann. Deshalb müssen Patienten, die klassische MAO-Hemmer einnehmen, entsprechende Diätrichtlinien sorgfältig beachten (Tab. 15).

Weiterhin ist bei Behandlung mit Tranylcypromin die simultane Einnahme zusätzlicher Arzneimittel wegen relativ häufig auftretenden unerwünschten Wirkungen möglichst zu meiden. Von Bedeutung ist auch, daß nach Absetzen der nicht selektiven MAO-Hemmer ein medikamentenfreier Zeitraum von mindestens 14 Tagen eingehalten werden sollte.

Im Gegensatz dazu müssen Diätvorschriften während einer Therapie mit Moclobemid (Aurorix®) in der Regel nicht berücksichtigt werden (im Normalfall kein Auftreten einer hypertensiven Krise). Moclobemid hemmt nämlich selektiv und reversibel die MAO-A, so daß die MAO-B für den Abbau von Tyramin voll erhalten bleibt.

Therapeutische Erfahrungen zeigen, daß Patienten, die auf trizyklische Antidepressiva nicht ansprechen, doch noch auf MAO-Hemmer therapeutisch gut reagieren. Auch die Kombination eines trizyklischen Antidepressivums (Amitriptylin) mit einem MAO-Hemmer (Tranylcypromin), vorsichtig einschleichend und beide Antidepressiva in sehr vorsichtiger Dosierung unter sorgfältiger Kreislaufkontrolle gegeben, scheint bei entsprechender Indikation und bei weiteren entsprechenden Vorsichtsmaßnahmen positiven Behandlungserfolg zu garantieren. Dabei muß die Kombination in der Weise erfolgen, daß zunächst das trizyklische Antidepressivum (Amitriptylin) verabreicht und anschließend der MAO-Hemmer (Tranylcypromin) einschleichend eingesetzt wird, nicht umgekehrt! Aufgrund einer möglichen Entwicklung schwerwiegender Nebenwirkungen dürfen MAO-Hemmer nicht mit Clomipramin, Imipramin, SSRI, SNRI und anderen serotonergen Antidepressiva sowie NARI gleichzeitig verabfolgt werden. Die Kombination eines MAO-Hemmers mit einem Antidepressivum mit stark antriebssteigernder Wirkkomponente ist zu unterlassen. Auch dürfen die Antidepressiva nicht parenteral gegeben werden. Schließlich sollte die Kombinationsbehandlung nur stationär erfolgen. Eine Kombination von Moclobemid mit trizyklischen Antidepressiva wie Amitriptylin oder Doxepin ist möglich.

5. Zugabe eines Neuroleptikums

Bei wahnhaften Depressionen sollte zusätzlich zum Antidepressivum eine niedrige bis mittelhohe Dosis eines Neuroleptikums gegeben werden.

6. Kombination mit Lithium

Die therapeutische Wirksamkeit der Lithiumzugabe (Lithium besitzt neben den bekannten Effekten eine ausgeprägte antidepressive Wirksamkeit) ist inzwischen relativ gut belegt, so daß ihre Anwendung bei Depressionen, die als resistent auf die konventionelle medikamentöse Therapie nicht ansprechen, empfohlen werden kann. In der Regel wird Lithium mit trizyklischen

Antidepressiva kombiniert, es existieren jedoch auch positive Studien zu einer Kombination mit nichttrizyklischen Antidepressiva.

7. Zusätzliche Gabe von Schilddrüsenhormonen

Die antidepressive Wirksamkeit trizyklischer Antidepressiva kann durch Zusatz von Schilddrüsenhormonen in geringer Dosierung (25-40 μg Trijodthyronin = T_3) gesteigert werden. Bei Trizyklika-Therapieresistenz bewirkt die zusätzliche Gabe von Schilddrüsenhormon bei euthyreoten Patienten sowie bei Depressiven mit diskreten Schilddrüsenstörungen doch noch eine Besserung des Krankheitsbildes.

8. Kombination mit Buspiron

Depressive Patienten, die nicht auf eine Monotherapie mit SSRI ansprechen, können nach zusätzlicher Gabe des 5-HT1A-Agonisten Buspiron (Bespar®) eine deutliche Besserung oder sogar eine vollständige Remission erfahren. Buspiron übt auf das serotonerge System einen modulierenden Effekt in besonderer Weise aus: Bei Serotoninmangelzuständen (Depression) verstärkt der partielle Serotonin-Agonist Buspiron mit vergleichsweise zu endogenem Serotonin geringerer intrinsischer Wirkung die serotonerge Neurotransmission, während bei Serotoninüberschuß (Kennzeichen der generalisierten Angsterkrankung) diese Substanz dann als funktioneller Serotonin-Antagonist die pathologisch gesteigerte serotonerge Gesamtaktivität entsprechend reduziert.

Eine Steigerung der antidepressiven Wirkung von Buspiron läßt sich auch dadurch erreichen, indem Buspiron mit dem Betablocker Pindolol kombiniert wird. Die Wirkmechanismen der beiden Substanzen ergänzen sich vortrefflich. Pindolol blockiert die präsynaptischen 5-HT1A-Autorezeptoren und erhöht dadurch die neuronale Serotoninausschüttung, während Buspiron als Agonist die postsynaptischen 5-HT1A-Rezeptoren stimuliert.

9. Partieller Schlafentzug

Schlafentzüge in Kombination mit Antidepressiva können den Therapieverlauf (auch bei bisher therapieresistenten Depressionen) aufgrund einer Potenzierung der antidepressiven Wirkung günstig beeinflussen.

10. Elektrokrampftherapie

Generell wird eine Elektrokrampfbehandlung, meist als Monotherapie, erst als spätere Therapiemaßnahme (häufig als „Ultima ratio") bei Therapieresistenz eingesetzt. Mit diesem bei schweren depressiven Episoden wirksamsten Behandlungsverfahren kann einem beträchtlichen Teil der therapieresistenten depressiven Patienten noch gut geholfen werden.

In Anlehnung an H. Helmchen ist auch nachfolgendes schrittweises Vorgehen bei Resistenz gegen Antidepressivatherapie zu empfehlen (Tab. 16):

Stufe 1	Klassisches (trizyklisches) Antidepressivum oder neueres Antidepressivum (Gabe 4 Wochen)	Falls Non-Response ohne größere Nebenwirkungen, Erhöhung der Dosis (mögliche Nebenwirkungen beachten!); wenn nach weiteren 2 Wochen keine Besserung, dann Übergang auf nächste Stufe
Stufe 2	Neueres Antidepressivum (andere Substanzklasse, andere biochemische Wirkungscharakteristik) oder klassisches (trizyklisches) Antidepressivum (Gabe 4 Wochen)	Falls Non-Response ohne größere Nebenwirkungen, Erhöhung der Dosis (mögliche Nebenwirkungen beachten!); wenn nach weiteren 2 Wochen keine Besserung, dann Übergang auf nächste Stufe: erneute Diagnostik, Laborkontrollen
Stufe 3	Kombinationstherapie: Antidepressivum + Lithium bzw. Antidepressivum + Schilddrüsenhormon (Gabe 2-4 Wochen)	Bei Übergang auf nächste Stufe vorher medikamentenfreier Zeitraum von mindestens 1 Woche (häufig sogar 2 Wochen)
Stufe 4	MAO-Hemmer (Gabe 4 Wochen)	selektiver MAO-A-Hemmstoff: Moclobemid oder nicht selektiver MAO-A- und B-Hemmstoff: Tranylcypromin
Stufe 5	medikamentenfreier Zeitraum (1-2 Wochen)	Schlafentzüge als Überbrückung möglich! Schlafentzug auch als Zusatzbehandlung in Stufe 1 bereits möglich
Stufe 6	Elektrokrampfbehandlung	Wirksamstes Behandlungsverfahren bei schweren depressiven Episoden

Wenn die gesamte Behandlungsstrategie (6 Stufen) keinen therapeutischen Erfolg ergeben hat, dann nach erneuter Diagnostik Wiederbeginn mit Stufe 1 usw. Response-Kontrollen nach definierten Kriterien regelmäßig alle 2 Wochen durchführen!

Tab. 16: Stufenschema zur Behandlung therapieresistenter Depressionen
(modifiziert nach Helmchen, 1989)

Pharmakoökonomische Aspekte

Beim oft gehörten Einwand »die neuen Antidepressiva sind teuer« sollte nicht vergessen werden, daß der Anteil der Arzneimittelkosten an der Gesamtbelastung für das Gesundheitssystem durch die Behandlung depressiver Erkrankungen sehr gering ist. Außerdem wird weitgehend nicht erkannt, daß die zwar preiswerteren, aber nebenwirkungsreicheren Trizyklika beträchtliche Folgekosten (notwendige zusätzliche Therapie unerwünschter Begleitwirkungen) verursachen können. Insofern können bei einigen der neuen Antidepressiva in Anbetracht der wesentlich geringeren Nebenwirkungen und damit besserer Verträglichkeit und Patienten-kompliance, der Erhaltung der kognitiven Leistungsfähigkeit sowie der geringen Substanztoxizität die höheren Kosten akzeptiert werden.

Literatur

Ackenheil, M.: Spektrum Psychopharmaka, Arzneimitteltherapie heute, 36, Aesopus, Zug 1985

Angst und Depression-Highlights von der 149. Tagung der American Psychiatric Association, New York 4.-9. Mai 1996, Fortschr. Neurol. Psychiatr. 65, Nr. 4, Beilage (1997)

Aktueller Kongreßbericht, European College of Neuropsychopharmacology (ECNP), Göteborg, 24.-26. Mai 1989

Arzneimittelkommission: Hepatotoxizität des neueren Antidepressivums Nefazodon (Nefadar®), Pharm. Ztg. 3,9 (2001)

Basisbroschüre Citalopram (Cipramil®), Promonta Lundbeck (1996)

Baumann, P.: Pharmakokinetische Aspekte der Antidepressiva-Nonresponse, Symposion Therapieresistenz unter Antidepressiva-Behandlung, Tropon-Werke Köln, 27. Oktober 1989

Baumann, P.: Pharmacology and pharmacokinetics of citalopram and other SSRIs, Int. Clin. Psychopharmacol. 11, 5-11 (1996)

Beckmann, H., Sieberns, S. (Hrsg.): Das ärztliche Gespräch: Wie aktuell ist Amitriptylin für die Therapie der Depression? Kolloquium der Tropon-Werke Köln, 1984, pmi 1985

Benet, L.Z. et al.: Pharmacokinetics: The dynamics of drug absorption, distribution and elimination. In: Hardman, J.G. et al. (eds.): Goodman Gilman's The Pharmacological Basis of Therapeutics, Mc Graw-Hill, New York, 9th ed., 3-27 (1996)

Benfield, P. et al.: Fluoxetine, A Review of Its Pharmacodynamic and Pharmacokinetic Properties, and Therapeutic Efficacy in Depressive Illness, Drugs 32, 481-508 (1986)

Benkert, O., Hippius, H.: Psychiatrische Pharmakotherapie, Springer, Berlin-Heidelberg 1996

Boyer, W. F. et al.: An overview of paroxetine, J. Clin. Psychiatry 53,2, Suppl., 3-6 (1992)

Breyer-Pfaff, U., Gaertner H.J.: Antidepressiva: Pharmakologie, therapeutischer Einsatz und Klinik der Depression, Wiss. Verl.-Ges., Stuttgart 1987

Brøsen, K. et al.: Fluvoxamine is a potent inhibitor of cytocrome P-450 1A2, Biochem. Pharmacol. 6, 1211-1214 (1993)

Brøsen, K.: The pharmacogenetics of the selective serotonin reuptake inhibitors, Clin. Investig. 71, 1002-1009 (1993)

Casacchia, M., Rossi, A.: A Comparison of Moclobemide and Imipramine in Treatment of Depression, Pharmacopsychiat. 22, 152-155 (1989)

Catterson, M. L., Preskorn, S.H.: Pharmacokinetics of selective serotonin reuptake inhibitors: Clinical relevance, Pharmacol. Toxicol. 78, 203-208 (1996)

Coffey, D. J. et al.: Effects of sertraline, amitriptyline and placebo on cognitive and motor functioning in the elderly: a double-blind cross-over study, presented at XIX th Collegium Int. Neuropsychopharmacology, Washington DC, USA, June 27-July 1 (1994)

Davis, R. et al.: Nefazodone: A Review of its Pharmacology and Clinical Efficacy in the Management of Major Depression, Drugs 53,4, 608-636 (1997)

De Boer, T.: The pharmacologic profile of mirtazapine, J. Clin. Psychiatry 57, 19-25 (1996)

Delini-Stula, A.: New pharmacological findings in depression, Psychopathologia 19, Suppel. 1, 181-192 (1986)

Delini-Stula, A.: Biochemische Aspekte zur Antidepressiva-Nonresponse, Symposion Therapieresistenz unter Antidepressiva-Behandlung, Tropon-Werke Köln, 27. Oktober 1989

Dieterle, D. et. al.: Beurteilung von Antidepressiva mit dem Asolo-Schema: Psychopathologische Ergebnisse, Psychopharmakotherapie 2, Nr. 4, 165-169 (1995)

Dietzfelbinger, T.: Die Elektrokrampftherapie als ultima ratio bei Antidepressiva-Nonrespondern, Symposion Therapieresistenz unter Antidepressiva-Behandlung, Tropon-Werke Köln, 27. Oktober 1989

Doogan, D. P.: Toleration and safety of sertraline: experience worldwide, Int. Clin. Psychopharmacol. 6, 47-56 (1991)

Fähndrich, E.: Biologische Prädiktoren für eine Antidepressiva-Therapie, Symposion Therapieresistenz unter Antidepressiva-Behandlung, Tropon-Werke Köln, 27. Oktober 1989

Faust, V.: Antidepressiva und Lithium in der Praxis, Hippokrates, Stuttgart 1988

Faust, V., Baumhauer, H.: Psychopharmaka (Arzneimittelprofile). In: Kuemmerle, H.-P. et al (Hrsg.): Klinische Pharmakologie, Grundlagen, Methoden, Pharmakotherapie, Ecomed, Landsberg-München, V-3.6.9-V3.6.9.2 (1984)

Feighner, J. P.: Paroxetine in the treatment of depression: a comparison with imipramine and placebo, Acta Psychiatr. Scand. 80, 125, Suppl. 350, 125-129 (1989)

Freisleder, F. J., Schmauß, M.: Venlafaxin: Stellenwert in der psychiatrischen Pharmakotherapie, Psychopharmakotherapie 3, Nr. 4, 152-157 (1996)

Freyberger, H. J.: Therapie depressiver Störungen - Implikationen der Diagnostik mit ICD-10, Psycho 23, 360-366 (1997)

Gaebel, W., Falkai, P.: Praxisleitlinien in Psychiatrie und Psychotherapie, Behandlungsleitlinie Affektive Erkrankungen (Deutsche Gesellschaft für Psychiatrie, Psychotherapie und Nervenheilkunde, Hrsg.), Steinkopff, Darmstadt B. 5, 2000

Gastpar, M.: Hirnorganische Erkrankungen und medikamentöse Faktoren bei der Entstehung von Depressionen bzw. Antidepressiva-Nonresponse, Symposion Therapieresistenz unter Antidepressiva-Behandlung, Tropon-Werke Köln, 27. Oktober 1989

Harrer, G. et al. (Hrsg.): Hypericum als pflanzliches Antidepressivum, Nervenheilkunde 12, 268-366 (1993)

Heinrich, K. et al. (Hrsg.): Serotonin - ein funktioneller Ansatz für die psychiatrische Diagnose und Therapie? Springer, Berlin-Heidelberg 1991

Helmchen, H.: Gestuftes Vorgehen bei Resistenz gegen Antidepressiva-Therapie, Symposion Therapieresistenz unter Antidepressiva-Behandlung, Tropon-Werke Köln, 27. Oktober 1989

Hippius, H., Greil, W. (Hrsg.): Psychiatrie für die Praxis 2, Diagnostik und Therapie depressiver Störungen, MMV Medizin, München 1985

Hippius, H., Rüther, E. (Hrsg.): Antidepressiva und Depressionsbehandlung in der ärztlichen Praxis, Forum Galenus Mannheim 16, Springer, Berlin-Heidelberg 1987

Holliday, St. M., Benfield, P.: Venlafaxin - Ein Überblick über Pharmakologie und therapeutisches Potential bei Depressionen, drugs 49,2 (1995)

Hyttel, J.: Pharmacological characterization of selective serotonin reuptake inhibitors (SSRIs), Int. Clin. Psychopharmacol. 9, 19-26 (1994)

Jenike, M . A .: The Use of Monoamine Oxidase Inhibitors in the Treatment of Elderly, Depressed Patients, J. Am. Geriatr. Soc. 32, 571-575 (1984)

Joffe, R. T., Schuller, D. R.: An open study of buspirone augmentation of serotonin reuptake inhibitors in refractory depression, J. Clin. Psychiatry 54, 269-271 (1993)

Johnson, S., Johnson, F. N. (eds.): Rev. Contemp. Pharmacother.: Citalopram 6,6, G1-G55 (1995)

Kasper, S.: Mirtazapin: Klinisches Profil eines noradrenalin- und serotoninspezifischen Antidepressivums, Psychopharmakotherapie 3, Nr. 4, 158-160 (1996)

Kasper, S.: Schlafentzugstherapie - eine Chance bei Antidepressiva-Nonresponse? Symposion Therapieresistenz unter Antidepressiva-Behandlung, Tropon-Werke Köln, 27. Oktober 1989

Kielholz, P., Adams, C. (Hrsg.): Antidepressive Infusionstherapie, eine Standortbestimmung, Internationaler Workshop, Neu-Isenburg 1980, Thieme, Stuttgart, New York 1982

Kielholz, P. (Hrsg.): Depressionen und Psychopharmaka, programmed 30, Frankfurt 1985

Kissling, W.: Lithium as an antidepressant, In J. Neurosc. 31, 120 (1986)

Kissling, W.: Effizienz und Durchführung sonstiger medikamentöser Verfahren, Symposion Therapieresistenz unter Antidepressiva-Behandlung, Tropon-Werke Köln, 27. Oktober 1989

Klein, H. E., Rüther, E. : Klinisch bedeutsame Wechselwirkungen der Psychopharmaka. In: G. Langer, H. Heimann (Hrsg.): Psychopharmaka, Grundlagen und Therapie, Springer, Wien, New York, 617-635 (1983)

Kuhs, H., Rudolf, G. A. E.: Cardiovascular effects of paroxetine, Psychopharmacology 102, 379-382 (1990)

Kuhs, H., Tölle, R.: Schlafentzug (Wachtherapie) als Antidepressivum, Fortschr. Neurol. Psychiatr. 54, 341-355 (1986)

Langer, G., Heimann, H.: Psychopharmaka, Grundlagen und Therapie, Springer, Wien, New York 1983

Langer, G., Schönbeck, G. : Klinische Pharmakologie der Antidepressiva. In: G. Langer, H. Heimann (Hrsg.): Psychopharmaka, Grundlagen und Therapie, Springer, Wien, New York, 96-110 (1983)

Laux, G.: Dosiserhöhung, Titration eines optimalen Wirkspiegels und Infusionstherapie als effiziente Möglichkeiten der Behandlung therapieresistenter Depressionen mit Antidepressiva, Symposion Therapieresistenz unter Antidepressiva-Bchandlung, Tropon-Werke Köln, 27. Oktober 1989

Laux, G.: 35 Jahre Antidepressiva - Erfolge und Enttäuschungen, PZ 137, Nr. 39, 9-12 (1992)

Maj, J. et al.: Beurteilung von Antidepressiva mit dem Asolo-Schema: Ist eine pharmakologische Differenzierung der Antidepressiva möglich?, Psychopharmakotherapie 2, Nr. 4, 170-176 (1995)

Major Depression: Neue Wege der medikamentösen Therapie - Interview mit Prof. Dr. M. Philipp, Mainz, TW Neurol. Psychiatr. 5, 296-299 (1992)

Maitre, L. et al.: Klinisch-neuropharmakologische Untersuchungen mit Trimipramin. In: E. Rüther, M. Berger (Hrsg.): Depression-Schlaf-Antidepressiva, neue Ergebnisse aus Forschung und Praxis, perimed, Erlangen, 30-36 (1987)

Matussek, N., Hippius, H.: Tabulae Psychiatricae et Psychopharmacologicae, Aesopus, Basel, Wiesbaden 1984

Meszaros, K., Jiresch, M.: Sertralin: Ein neues Antidepressivum in der Behandlung von depressiven Erkrankungen und Zwangsstörungen, Neuropsychiat. 10, Nr. 4, 177-182 (1996)

Möller, H. J., Lauter, H.: Die endogene Depression-Krankheitskonzept, klinische Erscheinungsbilder und therapeutische Möglichkeiten. In: K. D. Sulz (Hrsg.): Verständnis und Therapie der Depression, Reinhardt, München, 31-85 (1986)

Möller, H. J., Zerssen, D. v.: Diagnostik von Depression und Angst mit standardisierten Beurteilungsverfahren. In: H. Helmchen, M. Linden (Hrsg.): Die Differenzierung von Angst und Depression, Springer, Berlin, Heidelberg, 15-32 (1986)

Möller, H. J., Fischer, G., Zerssen, D. v.: Prediction of therapeutic response in acute treatment with antidepressants, results of an empirical study involving 159 endogenous depressive inpatients, Eur. Arch. Psychiatr. Neurol. Sci 236, 349-357 (1987)

Möller, H. J. et al.: Psychopharmakotherapie - ein Leitfaden für Klinik und Praxis, Kohlhammer, Stuttgart 1989

Monographie Buspirone (Bespar®), Bristol-Myers Squibb (1996)

Monographie Mirtazapine (Remeron®), Organon (1994)

Monographie Moclobemid (Aurorix®), Hoffmann-La Roche AG (1991)

Monographie Sertralin (Zoloft®), Pfizer (1996)

Monographie Venlafaxin (Trevilor®), Wyeth/Lederle (1996)

Müller, W. E., Schäfer, C.: Johanniskraut: In-vitro-Studie über Hypericum-Extrakt, Hypericin und Kämpferol als Antidepressiva, DAZ 136, Nr. 13, 1015-1022 (1996)

Müller-Christiansen, K.: Antidepressiva: Fluvoxamin, ein selektiver Serotonin-Wiederaufnahmehemmer, Krankenhauspharmazie 13, Nr. 11, 555-556 (1992)

Müller-Oerlinghausen, B.: Bedeutung der Pharmakokinetik für die Therapie mit Antidepressiva, Pharmakopsychiat. 11, 55-62 (1978)

Müller-Oerlinghausen, B.: Psychopharmaka. In: Kuemmerle, H.-P. et al. (Hrsg.): Klinische Pharmakologie, Grundlagen, Methoden, Pharmakotherapie, Ecomed, Landsberg-München, IV-4.1.2., 1-26 (1984)

Muldoon, C.: The safety and tolerability of citalopram, Int. Clin. Psychopharmacol. 11, 35-40 (1996)

Oefele, K. v. et al.: Unerwünschte Arzneimittelwirkungen bei der Kombinationsbehandlung mit trizyklischen Antidepressiva und Monoaminoxidase-Hemmern, Nervenarzt 59, 118-123 (1988)

Pare, C. M. B.: Monoamine oxidase inhibitors in resistant depression, Int. Pharmacopsychiatr. 14, 101-109 (1979)

Paroxetin, ein neuartiges Antidepressivum, Nervenheilkunde 11, Nr. 6, 3-7 (1992)

Pöldinger, W., Wider, F.: Psychopharmakotherapie bei Angstsyndromen, phobischen Syndromen und Zwangssyndromen. In: G. Langer, H. Heimann (Hrsg.): Psychopharmaka, Grundlagen und Therapie, Springer, Wien, New York, 447-466 (1983)

Pöldinger, W. (Hrsg.): Der depressive Patient in der Praxis, programmed 46, Frankfurt 1988

Preskorn, S. H.: Clinical pharmacology of selective serotonin reuptake inhibitors, Professional Communications Inc., Caddo, Oklahoma, USA, 1th ed., 159-176 (1996)

Progress with Nefazodone, J. Clin. Psychiatry 57,2, Suppl., 3-62 (1996)

Quitkin, F. M. et al.: Duration of antidepressant drug treatment, Arch. Gen. Psychiatry 41, 238-245 (1984)

Reinbold, H.: Biochemie der Psychopharmaka, PsychoGen, Dortmund 1988

Reinbold, H.: Pharmakotherapie der Depression. In: M. Lasar, U. Trenckmann (Hrsg.): Depressionen - Neue Befunde aus Klinik und Wissenschaft, Pabst, Lengerich, 64-82 (2000)

Richelson, E., Nelson, A.: Antagonism by antidepressants of neurotransmitter receptors of normal human brain in vitro, J. Pharmacol. Exp. Ther. 230, 94-102 (1984)

Rüther, E. et al.: Das Asolo-Schema zur therapierelevanten multidimensionalen Klassifizierung der Antidepressiva, Psychopharmakotherapie 2, Nr. 4, 158-164 (1995)

Rüther, E. (Hrsg.): Das erste Antidepressivum aus der Klasse NaSSA (Remergil®), Symposium, Hamburg 27. April 1996, pmi, Frankfurt/Main 1996

Sauer, H., Lauter, H.: Elektrokrampftherapie. Wirksamkeit und Nebenwirkungen der Elektrokrampftherapie, Nervenarzt 58, 201-209 (1987)

Schmidt, L. G. et al.: Zur Häufigkeit und Therapierelevanz unerwünschter Wirkungen von Antidepressiva im Rahmen der ambulanten nervenärztlichen Behandlung, Fortschr. Neurol. Psychiatr. 56, 111-118 (1988)

Schöpf, J.: Lithiumzugabe zu Thymoleptika als Behandlung therapieresistenter Depressionen, Nervenarzt 60, 200-205 (1989)

Schou, M.: Lithium-Behandlung der manisch-depressiven Krankheit, Thieme, Stuttgart, New York 1986

Sieberns, S.: Antidepressiva, Therapiewoche 35, Nr. 51, 5804-5815 (1985)

Standardinformation für Krankenhaus-Apotheker: Seroxat®, SmithKline Beecham Pharma (1993)

Standardinformation für Krankenhaus-Apotheker: Tagonis®, Janssen GmbH (1993)

Stark, P. et al.: The Pharmacologic Profile of Fluoxetine, J. Clin. Psychiatry 46, 3, Sec. 2, 7-13 (1985)

Sulser, F.: Wirkmechanismen von Antidepressiva, ZNS J., For. Psychiatr. Neurol. 12, 17-22 (1996)

Wissenschaftl. Basisbroschüre Reboxetin (Edronax®), Pharmacia Upjohn (1997)

Woggon, B.: Prognose der Psychopharmakatherapie - Klinische Untersuchungen zur Voraussagbarkeit des Kurzzeittherapieerfolges von Neuroleptika und Antidepressiva, Enke, Stuttgart 1983

Woggon, B.: Diagnostische, psychopathologische und anamnestische Merkmale sowie Behandlungsdauer als Prädiktoren/Risikofaktoren für schlechtes Ansprechen auf Antidepressiva, Symposion Therapieresistenz unter Antidepressiva-Behandlung, Tropon-Werke Köln, 27. Oktober 1989

Ziegler, R.: Antidepressiva: Selektive Serotonin-Wiederaufnahmehemmer, Krankenhauspharmazie 14, Nr. 3, 141 (1993)

Weitere Literatur beim Verfasser

Notizen

Notizen